生化学入門

彭　徳子

目次

- 第1章　代謝総論 3
- 第2章　化学の基礎知識 6
- 第3章　糖質 10
- 第4章　脂質 14
- 第5章　タンパク質 18
- 第6章　核酸 23
- 第7章　ビタミンと補酵素 25
- 第8章　酵素 29
- 第9章　ホルモンと生理活性物質 34
- 第10章　代謝のあらまし 40
- 第11章　糖質代謝 42
- 第12章　脂質代謝 48
- 第13章　タンパク質代謝 53
- 第14章　遺伝情報（核酸）... 58
- 第15章　ポルフィリン代謝 64
- 第16章　演習問題　生化学問題集 66

第1章　代謝総論

＜細胞(cell)＞

＊ヒトを含めて、地球上の全ての生物は細胞という基本単位から出来ている。

＊1665年、イギリスのRober p Hookeがコルクの観察により、細胞（cell, 小さな部屋）と命名した。

＊単細胞生物----------------細菌、アメーバ

＊多細胞生物----------------植物、動物

（　　　　　, prokaryocyte)----------核膜を持たない。（細菌、ラン藻）

（　　　　　, eukaryocyte)----------核膜を持つ。

＊ヒトはおよそ60兆個の細胞で構成されている。

＜生命現象＞

1.個体の成長、維持＝代謝

＊代謝(metabolism)

（　　　　　,anabolism)-----合成反応、エネルギーを消費する。

（　　　　　,catabolism)-----分解反応、エネルギーを生成する。

2.世代の継承＝生殖------遺伝情報の伝達とその調節

生体は細胞の集合体であり、細胞は分子の集合体であるが、細胞は細胞からしか作られない。

＜人体のなりたち＞

　（体を作る器官）

　　（　　　　）----（　　　　）------（　　　　）-----（　　　　）------（　　　　）
　　　body　　　　system　　　　organ　　　　tissue　　　　cell

　　組織(tissue)　大きく４種類に分けられる。
　　　　（　　　　　　　, epithelial tissue）
　　　　（　　　　　　　, supporting tissue）
　　　　（　　　　　　　, muscular tissue）
　　　　（　　　　　　　, nervous tissue）

＜細胞の数・大きさ・形状＞

　　肝細胞(20μm)、赤血球(6.5-7.0μm)----------核を持たない細胞

　　卵子(200μm)、神経細胞(10-100μm)---------多数の突起や軸索を持つ。

＊ヒト成人を構成する細胞約60兆個のうち、分裂可能な細胞は約10兆個である。

　成熟した赤血球や神経細胞、心筋細胞などは分裂しない。

＜細胞の構造＞
(1) 細胞膜 (cell membrane)
― 膜の構造 ―
原形質または形質膜（plasma membrane）は、核膜とは違って一重の膜であり、親水性部分-疎水性部分-親水性部分の３層構造になっている。

― 膜での物質輸送 ―
1. 単純拡散(simple diffusion)------尿素，酸素，脂肪酸などの移送
2. 促進拡散(facilitated diffusion)---膜に存在する輸送担体
3. (transporter)の助けで、エネルギーを消費せず特定の物質を移送する。
4. （＿＿＿＿＿＿＿＿＿,active transport）-----特定のイオン(Na^+,K^+,Ca^{2+})を,エネルギーを使って選択的に移送する。
5. 膜動輸送-----膜成分を結合して取り込まれたり、（エンドサイトーシス,endocytosis）、細胞外へ分泌されたり（エキソサイトーシス,exocytosis）する。

― 輸送担体以外の膜タンパク質 ―
1. 酵素(enzyme)
2. (＿＿＿＿＿＿,receptor)---------ホルモンや神経伝達物質を結合する。

(2) 核(nucleus)
― 核の構造 ―
核膜は二重膜でところどころに孔（核膜孔）があいている。
核内には、一個ないし数個の核小体(nucleolus)があり、リボソームRNAが合成される場所である。

― 染色質と核小体 ―
遺伝子を含むDNAは、ヒストンなどのタンパク質と核酸タンパク質複合体を作って存在しており、染色質，あるいは染色糸（クロマチン,chromatin）という。
＊染色糸は、細胞が分裂する際、46本の染色体(chromosomes)に分けられる。

(3) リボソーム(ribosome)
タンパク質とリボ核酸(RNA)から出来ていて、核から伝えられる遺伝情報に従って、
（＿＿＿＿＿＿＿＿＿＿＿＿＿＿＿＿＿＿）。

(4) 小胞体(endoplasmic reticulum)
1. 粗面小胞体(rough endoplasmic reticulum)-------リボソーム付着
　小胞体に結合した膜結合型のリボソーム-----主に細胞外へ分泌されるタンパク質を合成

2. 滑面小胞体(smooth endoplasmic reticulum)-------リボソームに付着せず
　　小胞体に結合していない遊離型のリボソーム-----主に細胞内で働くタンパク質を合成

　(5) ゴルジ体(golgi body)
　糖タンパク質を合成し，分泌顆粒となって細胞外へ分泌される。

　(6) ミトコンドリア(mitochondria)
　細菌と同じ程度の大きさで，一個の細胞あたり100-2000個存在する。
　　(　　　　　　　　　　　　　　)
＊肝臓や筋肉の細胞では数多くのミトコンドリアが存在する。
＊ミトコンドリアには、核内DNAと異なる独自の，環状二本鎖DNAがあり、エネルギー生成に
　かかわるいくつかのタンパク質の遺伝子が含まれている。

　(7) リソソーム(lysosome)
　　リソソームの内部は酸性(pH5.0)に保たれていて、40種以上の加水分解酵素
　　（リソソーム酵素,lysosome enzyme）が存在している。
＊細胞外から取り込んだ異物や，細胞にとって不要になったものを分解する。

　(8) ペルオキシソーム(peroxisome)
　　酸化反応によって発生する，細胞にとって有害な過酸化水素(H_2O_2)は、カタラーゼによって分
　　解される。

第2章　化学の基礎知識

＊生体を作る元素

およそ 10 種類の元素から出来ていて、その主な元素は炭素、水素、酸素、窒素の 4 種類で、これらの元素だけで生体の全重量の約 90%を占めている。
＜微量金属元素(trace metallic elements)＞
鉄、銅、亜鉛、ヨウ素、マンガンの他にコバルト、セレンなども含まれる。

1. 生体分子の構造と特徴
（1） 化学結合(chemical bond)
原子が様々に結合して分子(molecule)ができるが、その原子と原子とのつながりを化学結合という。

メタンの化学構造

```
    H
    |
H - C - H
    |
    H
```

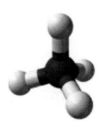

分子モデル

（2） 炭素化合物の構造と性質
　　炭素化合物の立体的な構造に由来する二つの重要な特徴を理解する。

＜電磁的性質＞
　　　極性(polarity)と無極性(non polarity)
　　　水分子の立体構造------分子全体で電荷の分布が均等でない→極性を持つ
　　　メタン分子の立体構造------分子全体で電荷の分布に偏りがない→無極性

水分子 H_2O の立体構造

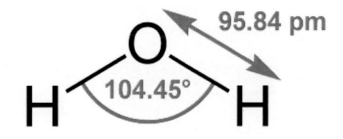

メタン分子の立体構造

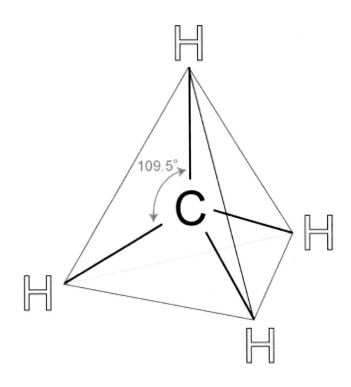

☆極性を持った化合物（食塩、砂糖、アミノ酸、ブドウ糖など）は水に溶けて存在する。このような性質を（　　　　,hydrophilicity）という。

☆無極性の化合物（脂肪など）は、水となじまず、ベンゼンやトルエンのような無極性の溶媒(solvent)に溶けて存在する。このような性質を（　　　　,hydrohobicity）という。

＜異性体(isomer)＞

分子式(molecular formula)が同じであっても、立体構造が異なるため、化合物の物理的あるいは化学的性質が異なるもの。

<原子団と誘導体>

官能基(functional group)

官能基		化合物の一般名	化合物の例	
ヒドロキシ(ル)基	$-OH$	<u>アルコール</u>	メタノール	CH_3-OH
		フェノール類	フェノール	C_6H_5-OH
アルデヒド基	$-CHO$	<u>アルデヒド</u>	アセトアルデヒド	CH_3-CHO
カルボニル基	$>CO$	<u>ケトン</u>	アセトン	$CH_3-CO-CH_3$
カルボキシル基	$-COOH$	<u>カルボン酸</u>	酢酸	CH_3-COOH
ニトロ基	$-NO_2$	ニトロ化合物	ニトロベンゼン	$C_6H_5-NO_2$
アミノ基	$-NH_2$	アミン	アニリン	$C_6H_5-NH_2$
スルホ基	$-SO_3H$	スルホン酸	ベンゼンスルホン酸	$C_6H_5-SO_3H$
エーテル結合	$-O-$	<u>エーテル</u>	ジメチルエーテル	CH_3-O-CH_3
エステル結合	$-COO-$	<u>エステル</u>	酢酸メチル	$CH_3-COO-CH_3$

より複雑な分子の構造

<縮合と重合>
　縮合--------２つの化合物のそれぞれの官能基が反応して、水・アンモニアなどの簡単な
　　　　　　　分子が離脱すること。
　重合--------縮合が繰り返されて高分子になること。
　　　　　（　　　　　　　,monomer）------水,炭酸ガス,アンモニア,アミノ酸,グルコースなど
　　　　　（　　　　　　　,oligomer）--麦芽糖，グルタチオンなど
　　　　　（　　　　　　　,polymer）---------タンパク質，多糖，核酸，ポリエチレンなど

イオンとプロトン
<カチオン(cation)とアニオン(anion)>
　原子が電子を失うと陽イオン(cation)に，電子を受け取ると陰イオン(anion)になる。
＊ HCl,NaCl,Ca(OH)2 などについて，水に溶けた時のカチオンとアニオンを考えよう。

<酸と塩基>
1. プロトン(H^+)を放出することのできる分子またはイオン（プロトン供与体）を（酸, acid），
　 プロトンを受け取り易い分子またはイオン（プロトン受容体）を（塩基, base）という。
2. アミノ酸は分子内にアミノ基とカルボキシル基の両方を持つ化合物で、水溶液中で酸と
　 塩基の両方の性質を示す。（　　　　　　　　　　,amphoteric electrolyte）
　 アミノ酸がいくつもつながって出来たタンパク質も両性電解質である。
　（pH）
　pH7.0 が中性
　　＊ヒト血漿中の水素イオン濃度（モル濃度）は、およそ 4.0×10^{-8} mol/l で、pH7.4, 弱アルカリ性である。

第3章　糖質

＜糖質とは＞

糖質(sugar)の構造単位は、単糖(monosaccharide)で、$C_n(H_2O)_n$の化学式で表されるので、炭水化物(carbohydrate)ともいう。

― 糖質の種類 ―

1.(　　　　　　　,monosaccharide)----グルコース（ぶどう糖）、フルクトース（果糖）など
2.(　　　　　　　,oligosaccharide)-----スクロース（砂糖）など
3.(　　　　　　　,polysaccharide)-------デンプン，グリコーゲン，セルロース

― 糖質の役割 ―

1. エネルギー源となる。代表的な糖質はグルコース(glucose)である。
2. 糖タンパク質、糖脂質、プロテオグリカンの構成成分となる。
3. リボース・デオキシリボース（5単糖）や脂質やある種のアミノ酸の生合成の原料となる。

＜糖質の種類＞

― 単糖(monosaccharide) ―

1.(　　　　　　,aldose)-------アルデヒド基(-CHO)を持つ。
2.(　　　　　　,ketose)-------ケトン基(>C=O)を持つ。

― オリゴ糖(oligisaccharide) ―

代表的な二糖類

1.マルトース（麦芽糖,maltose）----(　　　　　　　　)+(　　　　　　　　)
2.スクロース（ショ糖,sucrose）-----(　　　　　　　　)+(　　　　　　　　)
3.ラクトース（乳糖,lactose）--------(　　　　　　　　)+(　　　　　　　　)

― 多糖(polysaccharide) ―

1. ホモ多糖(homopolysaccharide)

a. デンプン、セルロース、グリコーゲン---------いずれもグルコースが構成単糖
b. キチン(chitin)---------N-アセチルグルコサミンが構成多糖

2. ヘテロ多糖(heteropolysaccharide)

a. グリコサミノグリカン(glycosaminoglycan)＝ムコ多糖ともいう。
　ヒアルロン酸やコンドロイチン硫酸が含まれる。
b. グルコマンナン(glucomannnan)-----グルコースとマンノースが構成単糖

代表的な単糖

炭素数による分類	官能基による分類 アルデヒド基を持つ単糖の例	ケトン基を持つ単糖の例
3炭糖：トリオース	グリセルアルデヒド	ジヒドロキシアセトン
4炭糖：テトロース	エリトロース	エリトルロース
5炭糖：ペントース	リボース、キシロース	リブロース、キシルロース
6炭糖：ヘキソース	グルコース、マンノース、ガラクトース	フルクトース

アルドース

HO-CH$_2$-CHOH-…-CHOH-**CHO**

ケトース

HO-CH$_2$-CHOH-…-CHOH-**CO**-CHOH-…-CHOH-CH$_2$-OH

＜単糖の構造と性質＞

単糖の構造

― 構造異性体(structural isomer) ―

三炭糖(triose)の（　　　　　　　　）と（　　　　　　　　）のように、C$_3$H$_6$O$_3$という同じ分子式で表されていても，構造が異なる物を言う。

― グリセルアルデヒドの光学異性体(optical isomer) ―

D-グリセルアルデヒドとL-グリセルアルデヒド

＊1つの炭素原子の4つの結合枝に結合する原子または原子団が全て異なる時、その炭素原子を（　　　　　　　　　　　　,asymmetric carbon atom）という。

― 光学異性体の区別 ―

＊D-グルコースとL-グルコースの例で考えてみよう。

― 環状構造 ―

炭素原子が4個以上のアルドースおよび5個以上のケトースは、特有の環状構造をとることができる。

＊鎖状構造（環状構造をとっていないもの）の時、不斉炭素原子ではなかったものが、環状構造になることで、不斉炭素原子となることで、新たに異性体を生じる。

これをお互いに（　　　　　　　　,anomer）と呼ぶ。
α-D-グルコースとβ-D-グルコース，α-D-フルクトースとβ-D-フルクトースについて考えてみよう。
＊水に溶解したD-グルコースは、α:β=36:64の比率で存在し、鎖状構造のものは、0.1%以下しか存在しない。

単糖の性質
―　還元性　―
すべての単糖は、アルデヒド基(-CHO)またはケトン基(>C=O)を持っているので、その水溶液は還元性を示す。
＊還元性-------ある物質に水素や電子を与えるか、ある物質から酸素を奪うことが出来るような性質を還元性という。

―　単糖の反応　―
1. アルドースの1位のアルデヒド基がカルボキシル基(-COOH)に酸化されると、アルドン酸になる。
　　　D-グルコースから生じるアルドン酸は、D-グルコン酸という。
2. アルドースの末端のCH_2OHがカルボキシル基にまで酸化されると、ウロン酸(uronic acid)になる
　　　D-グルコースから生じるウロン酸はD-グルクロン酸という。
3. アルドースのアルデヒド基が還元されるとアルジトール(alditol)になる。
　　　D-グルコースが還元されるとD-ソルビトールになる。
4. 単糖の持つ水酸基(-OH)がアミノ基($-NH_3$)で置換されたものは、アミノ糖(amini sugar)という。
　　　グルコサミン(D-glucosamine)やガラクトサミン(D-galactosamine)などである。

D 二糖類の構造と性質
-マルトース-（麦芽糖,maltose）
　（　　　　　）と（　　　　　　　）が（　　　　　　）で結合したもの。還元性を持つ。
-スクロース-（ショ糖,sucrose）
　（　　　　　）と（　　　　　　　）が（　　　　　　）で結合したもの。還元性はない。
-ラクトース（乳糖,lactose）
　（　　　　　）と（　　　　　　　）が（　　　　　　）で結合したもの。還元性を持つ。
＊マルトースやラクトースが何故還元性を持つのか考えてみよう。

E 多糖の構造と性質
— デンプン(starch) —
デンプンは、（　　　　　　　,amylase）と（　　　　　　　,amylopectin）の混合物である。
1. アミロースはD-グルコースがα1→4結合でつながったもの
2. アミロペクチンは、D-グルコースのα1→4結合のところどころで、α1→6結合による枝分かれ構造のあるもの。
＊ヨウ素デンプン反応

— グリコーゲン(glycogen) —
動物デンプンといわれ、化学構造はアミロペクチンと同じである。

— セルロース-(cellulose) —
　D-グルコースがβ1→4結合でつながったもの
-キチン(chitin)
　N-アセチル-D-グルコサミンがβ1→4結合でつながったもの
-グルコマンナン（glucomannnan）-
　マンノースとグルコースを約3:2の割合で含み、それぞれがβ1→4結合したもの
-グルコサミノグリカン(glucosamino glycan)-＝ムコ多糖
　アミノ糖(D-グルコサミンや D-ガラクトサミン)とウロン酸(D-グルクロン酸)からなる二糖の繰り返し構造になっている。

1. プロテオグリカン(prpteoglycan)
タンパク質とグリコサミノグリカンの結合したもの
全ての組織に置いて、コラーゲンとともに主な細胞外マトリックスとして存在する。
皮膚、軟骨、血管壁、角膜などに多く存在する。
　（　　　　　　　　　　, hyaluronic acid）
　（　　　　　　　　　　, chondoroitin sulfate）
2. ヘパリン(heparin)
ヘパリンは肥満細胞(mast cell)の顆粒中にあり、血液凝固を抑える作用を持っている。
タンパク質とは結合していないグルコサミノグリカンである。

第4章　脂質

<脂質とは>
脂質(lipid)は、水に溶けず、アセトン・クロロホルムのような有機溶媒(organic solvent)に溶ける性質を持っているが、生体内では、タンパク質と結合したリポタンパク質(lipoprotein)の形で血漿中に溶解して存在している。

<脂質の種類>
○脂質の分類
1. 単純脂質---------脂肪酸(fatty acid,R-COOH)とアルコール(R'-OH)がエステル結合したもので、一般的にはエステルにはR-CO-OR'の形で表される。
　　A (　　　　　　　　neutral fat)-------------トリグリセリドが大部分を占める。
　　　　脂肪組織にエネルギー源として蓄えられる。
　　B (　　　　　　　　cholesterol ester)
2. 複合脂質---------生体膜の構成成分として、重要な役割を果たしている。
　　A (　　　　　　　　phospholipids)
　　B (　　　　　　　　glicolipid)
3. 誘導脂質----------単純脂質や複合脂質の加水分解産物で、水に不溶のもの

○脂肪酸(fatty acid)
1. 飽和脂肪酸(saturated fatty acid)
　　炭化水素基に二重結合を持たないもの
2. 不飽和脂肪酸(un saturated fatty acid)
　　炭化水素基に二重結合を持つもの

○脂肪の構造
1. トリグリセリド(triglyceride)-----グリセロールの水酸基と、脂肪酸のカルボキシル基がエステル結合(-O-CO-)したものである。
2. コレステロールエステル(cholesterol ester)-----コレステロールの六員環の水酸基と、脂肪酸のカルボキシル基がエステル結合したものである。

<脂質の役割>
○エネルギー源------グリコーゲンと中性脂肪の形で貯蔵されている。
○生体膜成分

1. 細胞膜、核膜、ミトコンドリア膜などのような細胞内小器官膜は、いずれも基本的によく似た構造になっている。
2. 細胞膜の主成分は、(　　　　　　　　　phospholipid）であるが、
   コレステロールや（　　　　　　　,glycolipid）も重要な構成成分である。
○各種化合物の生合成原料
   コレステロールは、（　　　　　　　　　　）、（　　　　）、（　　　　　　　）などの生合成の原料にもなる。

<脂質各論>
1. 脂肪酸
― 脂肪酸の基本構造と性質 ―
　生体内では炭素数が16もしくは18の長鎖脂肪酸に属するものが多い。
　遊離脂肪酸(free fatty acid,FFA)----グリセロールやコレステロールなどとエステル結合せず、単独で存在する脂肪酸分子の事を言う。血中ではアルブミン分子に結合して運ばれる。

― 飽和脂肪酸と不飽和脂肪酸 ―
　飽和脂肪酸------炭化水素基に二重結合のないもの。パルミチン酸(C16),ステアリン酸(C18)
　不飽和脂肪酸---炭化水素基に二重結合のあるもの。オレイン酸(C18),リノール酸(C18),
　α-リノレン酸(C18),γ-リノレン酸(C18),アラキドン酸(C20),エイコサペンタン酸(C20),
　ドコサヘキサエン酸(C22)などがある。
※不飽和脂肪酸の場合には、炭素・炭素間の二重結合の結果として、シス型とトランス型の
　2つの立体異性体ができる。
※生体内の不飽和脂肪酸の二重結合は、ほとんどがシス型である。

― 必須脂肪酸(essential fatty acid) ―
　（　　　　　　　）、（　　　　　　　　）、（　　　　　　　　　）の三つを言う。
2. 中性脂肪
―トリグリセリド(tri glycerid)=リアシルグリセロール(triacyl glycerol)
　　グリセロールに結合する脂肪酸が3個
※トリグリセロールが中性脂肪の大部分を占めている。
―ジグリセリド(di glyceride)==ジアシルグリセロール(di acyl glycerol)
　　グリセロールに結合する脂肪酸が2個
―モノグリセリド(mono glyceride)==モノアシルグリセロール(mono acyl glycerol)
　　グリセロールに結合する脂肪酸が1個

3. リン脂質

— グリセロリン脂質 —

グリセロリン脂質(glycerophospholipid)＝ホスファチジン酸(phosphatidic acid)--グリセロールの3位の水酸基にリン酸がエステル結合したもの

1　(　　　　　　　　　　　: phosphatidyl choline)＝＝＝(　　　　　, lecithin)
2　ホスファチジルエタノールアミン(phosphatidyl ethanolamine)
3　ホスファチジルセリン(phosphatidyl serine)
4　ホスファチジルイノシトール(phosphatidyl inositol)

— スフィンゴリン脂質 —

スフィンゴリン脂質(sphingo phospholipids)------スフィンゴシンに脂肪酸とリン酸とコリンが結合したもの

※（　　　　　　　　　　　, sphingomyelin）----脳組織に多く分布

— リン脂質の特性 —

1つの分子の中に極性を持たない部分と、極性を持つリン酸エステル部分の両方が存在することである。細胞膜の構造参照

4. 糖脂質

— スフィンゴ糖脂質((sphingoglycolipid) —

主として動物に存在

1.酸性スフィンゴ糖脂質------シアル酸や硫酸などの酸性成分を分子内に持っているもの
　　　　　　　　　　------スルファチド、ガングリオシドなど
2.中性スフィンゴ糖脂質------分子内に酸性成分を持っていないもの
　　　　　　　　　　------ガラクトセレブロシド、グルコセレブロシドなど

— グリセロ糖脂質(glyceroglycolipid)------主として細菌や植物に存在 —

5.コレステロール

コレステロール(cholesterol)----生体膜の構成成分として重要な役割を持っているだけでなく、ステロイドホルモン、胆汁酸、プロビタミンD前駆体などの生合成の原料となる。

※コレステロールの化学構造の基本を良く覚えておこう！

<リポタンパク質>

1. <u>脂質とリポタンパク質</u>
   リポタンパク質とは
   血漿中では、脂質はタンパク質との複合体，リポタンパク質として存在している。
2. <u>リポタンパク質の分類</u>
   a (,chylpmicron)
   b (,VLDL,very low-density lipoprotein)
   c (, LDL low-density lipoprotein)
   d (, HDL high-density lipoprotein)
3. <u>リポタンパク質の構造</u>
   表面--------リン脂質，遊離コレステロール、アポリポタンパク質などが占める。
   中心部-----疎水性のコレステロールエステルやトリグリセリドが占める。
4. <u>リポタンパク質の生成と役割</u>
   ○生成　略
   ○役割
   　※LDL コレステロール---------悪玉コレステロールと言われる。
   　　HDL コレステロール---------善玉コレステロールと言われる。

第5章　タンパク質

<タンパク質とは>
　タンパク質(protein)は、20種類のアミノ酸が百個から数千個（　　　　　peptide bond）してできた高分子であり、細胞の乾燥重量の約半分を占めている。

<アミノ酸>
○アミノ酸の基本構造
アミノ酸は全て、アミノ基(-NH$_2$)とカルボキシル基(-COOH)が分子内の同じ炭素原子に結合した共通の構造を持っている。
※グリシン以外のアミノ酸は、L型とD型の2種の（　　　　　　　　）が存在するが、タンパク質を構成するアミノ酸は、、L型もD型もないグリシンを除き、全て、L型である。
<u>グリシンは何故光学異性体が出来ないのかを考えてみよう。</u>
※アミノ酸は水溶液中で、正に荷電しうるアミノ基(-NH3+)と、負に荷電しうるカルボキシル基(-COO-)を持つ（　　　　　　　　）である。

○アミノ酸の分類
タンパク質を構成する20種類のアミノ酸のうち、生命維持に必要な量を体内で合成できない9種類のアミノ酸を（　　　　　　　　　　）という。
バリン、ロイシン、イソロイシン、トリプトファン、フェニルアラニン、
スレオニン（トレオニン）、メチオニン、リジン、ヒスチジン　　←<u>完全に暗記しよう。</u>

<タンパク質の構造>
○ペプチド結合(peptide bond)

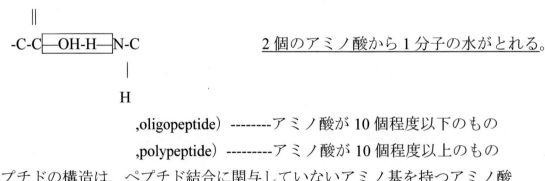

　　　　　　　　　　　　　　　　　　　　　　　<u>2個のアミノ酸から1分子の水がとれる。</u>

（　　　　　　　　　,oligopeptide）--------アミノ酸が10個程度以下のもの
（　　　　　　　　　,polypeptide）---------アミノ酸が10個程度以上のもの
※ペプチドの構造は、ペプチド結合に関与していないアミノ基を持つアミノ酸
　（　　　　　　　）を左の端に、ペプチド結合に関与していないカルボキシル基を持つアミノ酸（　　　　　　　　）を右の端に書き、左端から1,2,3と番号を打って表わす。

○ タンパク質の構造
1. 一次構造(primary structure)--------アミノ酸の配列順所
2. 二次構造(secondary structure)
   （　　　　　　　　, α-helix）と（　　　　　　　, β structure）
   ※二次構造の形式には、ペプチド鎖間に＞C=O------H-N＜という
   （　　　　　　　,hydrogen bond）が重要な役割を果たしている。
3. 三次構造(tertiary structure)------各タンパク質に固有の立体構造
   三次構造の形式には、水素結合だけでなく、イオン結合、疎水結合、ファンデルワールス力などの非共有結合と、共有結合であるS-S結合（ジスルフィド結合）など、様々な力が加わっている。
   ミオグロビンにはβ構造は存在しない。
4. 四次構造(tetrary structure)--------サブユニット間の結合による立体構造
   ※サブユニット間の結合は、共有結合ではなく水素結合や疎水結合などの非共有結合である。
   ※ヘモグロビンA(hemoglobin A)-----2個のα-サブユニットと2個のβサブユニットの合計4個のサブユニットから構成されている。

<タンパク質の分類>
1. 機能による分類
   血清アルブミン(serum albumin)はさまざまな役割を持っている。
   輸送タンパク質、栄養タンパク質, 血漿コロイド浸透圧の調整など。
   ※血清アルブミン濃度の低下→血漿浸透圧の低下→毛細血管から組織へ水分移動→浮腫(edema)の発生

○酵素
   ※生物に存在する酵素は約6000個程度と考えられている。様々な性質が明らかにされているのは4000個余りである。

○細胞骨格タンパク質--------細胞構造の維持や細胞内小器官の輸送などの働きをするタンパク質線維
- 微小管-------チューブリン（　　　　　　）
- ミクロフィラメント------アクチン（　　　　　　）
- 中間径フィラメント--------ビメンチン（　　　　　　）

〇構造タンパク質
1. 支持組織（骨組織、軟骨組織、結合組織）の主成分タンパク質-------
　　　　　　　　　（　　　　　　　　　,collagen）や（　　　　　　　　,elastin）
2. 表面構造体の主成分タンパク質---------（　　　　　　　　　,keratin）

〇収縮性タンパク質
　（　　　　　　　　,actin）と（　　　　　　　　,myosin）--------筋肉の収縮を引き起こす
　　　　　　　　　　　　　　　　　　　　　　　　　　　　　　　タンパク質である。

〇接着タンパク質
1. 細胞外マトリックスを構成するタンパク質--------フィブロネクチン（fibronectin）や
　　　　　　　　　　　　　　　　　　　　　　　　ラミニン(laminin)など
2. 細胞・細胞間相互作用などに関与するタンパク質------カドヘリン(cadherin),インテグリン
　　　　　　　　　　　　　　　　　　　　　　　　　(integrin),セレクチン(selectin)など

〇防御タンパク質
1. 抗原の排除----------（　　　　　　　　,antibody）＝免疫グロブリン(immunoglobulin)
2. ウイルスの増殖抑制------インターフェロン(interferon,IFN)

〇調節タンパク質
1. DNAの転写の調整---------転写因子(transcription factor)
2. 生体の恒常性の維持-------ポリペプチドホルモン(polypeptide hormine)
3. 筋肉の収縮の制御----------トロポニン(troponin)と、トロポミオシン(tropomyosin)

〇受容体タンパク質
1. 細胞膜上や細胞核内にある（　　　　　　　　　　　　,hormone receptor）
2. 細胞膜にある、サイトカイン受容体（cytokine receptor）や、神経伝達物質受容体
（neurotransmitter receptor）

〇輸送タンパク質
1. 酸素の運搬---------（　　　　　　　　　　,hemoglobin）
　　　　　　　1個のヘモグロビンが4分子の酸素を結合する。
2. 脂質の運搬---------（　　　　　　　　　　,lipoprotein）
3. 鉄イオン(Fe^{3+})の運搬--------（　　　　　　　　　　,transferrin）

4. 銅イオンの運搬-----------（　　　　　　　　　　　　,ceruloplasmin）
5. 副腎皮質ホルモンの運搬-----（　　　　　　　　　　　,transcortin）

○滋養タンパク質
1. （　　　　　　　　　　,casein）--------乳タンパク質の主成分
2. （　　　　　　　　　　,ovalbumin）-----卵白の主要なタンパク質

２.組成による分類
　複合タンパク質(conjugated protein)-------アミノ酸以外の成分を含むタンパク質
○糖タンパク質
ペプチド鎖中のセリン残基の水酸基、スレオニン残基の水酸基あるいはアスパラギン残基のアミド基($-CONH_2$)などに糖が共有結合したもの

○リポタンパク質
脂質がタンパク質に非共有結合によって結合したもの。キロミクロン,VLDL,LDL,HDL など

○金属タンパク質
Fe 結合----フェリチン(ferritin)やトランスフェリン（transferring）
Ca 結合---α-アミラーゼ(α-amylase)やカルモジュリン(calmodulin)
Zn 結合---アルコール脱水素酵素（alcohol dehydrogenase）など
※酵素タンパク質のうち、金属を含む酵素を（　　　　　　　　　　,metallo enzyme）という。

○ヘムタンパク質
二価の鉄(Fe^{2+})を含む色素、ヘム(heme)をもつタンパク質である。
ヘモグロビン、ミオグロビン、シトクローム、カタラーゼ、ペルオキシダーゼなど

○フラビンタンパク質
大部分は FAD(フラビン アデニン ジヌクレオチド) や FMN(フラビンモノヌクレオチド)を補酵素とするフラビン酵素である。
※コハク酸脱水素酵素，アミン酸化酵素--------FAD が共有結合している。
D-アミノ酸酸化酵素、キサンチン酸化酵素---- FAD が非共有結合している。

○核タンパク質
1. リボソーム(ribosome)----------4 種類の r-RNA(リボソーム RNA)と、82 種類のタンパク質

から構成されている。
2. ヌクレオヒストン(nucleohistone)-------DNAとヒストンの複合体

○リンタンパク質
リン酸が結合するのは、セリン残基、スレオニン残基、チロシン残基の水酸基(-OH)の部分である。

第6章　核酸

A. 核酸とは
○核酸は(nucleic acid)は、塩基-ペントース（五単糖）-リン酸という形で結合したヌクレオチド(nucleotide)の重合体である。
1. (　　　　　　　　　,deoxyribonucleic acid,DNA)　----約2万2千の遺伝子を含んでいる。
2. (　　　　　　　　　,ribonucleic acid,RNA)　-----------以下の3種類がある。
  a.(　　　　　　　　,messenger RNA)
  b.(　　　　　　　　,transfer RNA)
  c.(　　　　　　　　,ribosomal RNA)
※DNAが存在するペントースは(　　　　　　　　,2-deoxyribose)で、RNA中に存在する。
 ペントースは、(　　　　　　　　,ribose)である。

<DNAのヌクレオチド＞　　　　　　　　＜RNAのヌクレオチド＞
  リン酸　　　　　　　　　　　　　　　　リン酸
   /　　　　　　　　　　　　　　　　　　/
 ペントース—塩基　　　　　　　　　　ペントース—塩基
2-デオキシリボース　アデニン　　　　　　リボース　アデニン
     グアニン　　　　　　　　　　　　　グアニン
     シトシン　　　　　　　　　　　　　シトシン
     チミン　　　　　　　　　　　　　　ウラシル

B. 塩基
○ 核酸を構成する塩基は、アデニン(adenine),グアニン(guanine),シトシン(cytosine),
 ウラシル(uracil),チミン(thymine)の5種類である。
1.プリン塩基----------（　　　　）、（　　　　）
2.ピリミジン塩基-----（　　　　）、（　　　　）、（　　　　）

C. ヌクレオシドとヌクレオチド
○ ヌクレオシド(nucleoside)------塩基と五単糖の結合体
○ ヌクレオチド(nucleotide)-------塩基と五単糖とリン酸の結合体

D. DNAとRNAの構造
○DNA(deoxyribonucleic acid)--------2本のポリヌクレオチドの鎖が合わさって、
 (　　　　　　　　,double helix structure) になっている。
※ 一方、ポリヌクレオチドの塩基と、他方のポリヌクレオチドの塩基との間で、水素結合

(hydrogen bond)が形成される。

※ 水素結合は、必ずアデニン(A)とチミン(C)の間、グアニン(G)とシトシン(C)の間で形成される。

※ アデニンとチミンの間では、二カ所の水素結合が、グアニンとシトシンの間では3カ所の水素結合ができる。

※ アデニンとチミン、グアニンとシトシンを（　　　　　　,base pair）といい、塩基対を形成する

※塩基はお互いに相補的であるという。

○ RNA(ribonucleic acid)--------一本のポリヌクレオチド鎖で出来ているが、長くのびたヒモ状にはなっていない。

※RNAに含まれる塩基はアデニン,ウラシル,グアニン,シトシンの4種類である。

第7章　ビタミンと補酵素

A. ビタミンとは

　ナイアシンはトリプトファンから、ビタミンD3はコレステロールから体内で合成されるが、充分量ではない。他のビタミンは基本的には体内では合成されない。ビタミンK, ビタミンB2, ビタミンB6, ビオチン, 葉酸, ビタミンB12は腸内細菌によっても作られ、一部は吸収し、利用される。

B. ビタミンの種類と生理作用

　〇ビタミンの種類

1. （　　　　　　　）
　ビタミンA, ビタミンD, ビタミンE, ビタミンK
2. （　　　　　　　）
　（　　　　　　　）と（　　　　　　　）

　〇ビタミンの作用

※ビタミンC以外の水溶性ビタミンとビタミンK------（　　　　　, coenzyme）としての働きと関係している。

＜脂溶性ビタミン＞

〇ビタミンA

1. ビタミンA1系3種とビタミンA2系3種の合計6種あるが、通常ビタミンAと呼ばれるものは、（　　　　　, retinol）である。

　　　　　酸化　　　　　酸化
　レチノール ⇔ レチナール → レチノイン酸
　　　　　　　還元

　レチノール(retinol)は視覚作用にかかわっている。

2. （　　　　　, provitamin A）は、緑黄色野菜から供給され、α-カロテン, β-カロテン, γ-カロテン, クリプトキサンチンなどが含まれる。

　β-カロテン(β-carotene)からは、2分子のビタミンAが生じる。

3. 網膜杆細胞にある（　　　　　, rhodopsin）は、オプシン(opsin)というタンパク質と、11-シス-レチナール（レチノールの異性体）とが結合して出来ている。

〇ビタミンD

1. 生理的に重要なのは、（　　　　　）と（　　　　　）とである。

　ビタミンD2=エルゴカルシフェロール(ergocalciferol)
　ビタミンD3=コレカルシフェロール(cholecalciferol)

2. プロビタミン D(provitaminD)

プロビタミン D2(エルゴステロール) →(紫外線)→ ビタミン D2（エルゴカルシフェロール）

プロビタミン D3(7-デヒドロコレステロール) →(紫外線)→ ビタミン D3（コレカルシフェロール）

プロビタミン D3 は体内でも作られる。

3. ビタミン D は活性型となって、初めて生理作用を発揮する。

活性型ビタミン D＝1,25 ジヒドロキシビタミン(1,25 dihydroxyvitamin D)

○ビタミン E

1. ビタミン E は4種の（　　　　,tocopherol）と4種の（　　　　,tocotrienol）の総称であるが、通常ビタミン E といえば、α-トコフェロールのことを指している。

2. ビタミン E の主な生理作用は、（　　　　　）である。

体内で発生する（　　　　）を除去するために、役立っている。

ビタミン E の抗酸化作用は、フェノール性水酸基の還元性による。

○ビタミン K

1. ビタミン K としては、K1, K2, K3, K5, K6, K7 の6種類が知られているが、生理的には、ビタミン K1（フィロキノン,phylloquinone）と、ビタミン K2（メナキノン,menaquinone）が重要である。

※ ビタミン K2 は腸内細菌によって合成されているので、外から摂取しなくても、充分供給されていることになっている。

2. ビタミン K は、プロトロンビンなどの（　　　　　　）の前駆体のグルタミン酸残基を γ-カルボキシグルタミン酸残基に変える反応に必須である。

※ワルファリン(warfarin)の構造と作用--------血液凝固阻止薬

※ 骨形成に関与するタンパク質、オステオカルシン(osteocalcin)の γ-カルボキシグルタミン酸残基の形成にも必要。

※ ビタミン K 不足　→　血液凝固が不十分になる。骨粗鬆症になりやすい。

<水溶性ビタミン>

○ビタミン B1（チアミン,thiamine）

体内でリン酸2分子と決合して、（　　　　　　,thiamine pyrophosphate,TPP）となって補酵素として働く。

○ビタミン B2（リボフラビン,riboflavin）

ビタミン B2 は、（　　　　　　　　, flavin adenine dinucleotide,FAD）および
（　　　　　　, flavin mononucleotide,FMN)に変化し、各種酸化酵素の補酵素として働く

○ビタミン B6（ピリドキシン pyridoxine, ピリドキサール, pylidoxal, ピリドキザミン, pyridoxamine の三つを合わせた物の総称）

いずれも（　　　　　　　　　　, pyridoxal phosphate, PLP）に変化して、アミノ基転移酵素 (trnsaminase)や脱炭酸酵素(decarboxylase)などの補酵素として働く。

※ 筋肉内でグリコーゲンの分解にかかわるホスホリラーゼ(phosphorylase)にも、ピリドキサールリン酸は必要とされる。

○ビタミン B12(シアノコバラミン, cyanocobalamine)

ビタミン B12 の分子式　　C63H88CoN14O14P(分子量 1355.38)

ビタミ B12 は（　　　　　　, adenosylcobalamine）や（　　　　　　　　, metylcobalamine）という補酵素型になって働く。

※（　　　　　　　　, intrinstic factor）--------分子量約 50,000 の糖タンパク質

ビタミン B12 は内因子の欠損→ビタミン B12 の吸収不足→チミンの合成低下による DNA 合成の異常→悪性貧血

○ナイアシン(niacin)

ニコチン酸(nicotinic acid)とニコチンアミド(nicotinamide)を合わせた物の総称である。
（　　　　　　　　　　　　　　　, nicotinamide adenine dinucleotide, NAD）と（　　　　　　nicotinamide adenine dinucleotidephosphate, NADP)の２つの補酵素型がある。
主として脱水素酵素の補酵素として働く。

※ ナイアシンは体内でも合成される。

○パントテン酸(pantpthenic acid)

パントテン酸は、（　　　　　　, coenzyme A, COASH）となり、アシル基(R-CO-)と結合、アセチル CoA となって、脂質、糖質、アミノ酸代謝の要になる。

○ビオチン(biotin)

ビオチンは、アセチル CoA カルボキシラーゼや、ピルビン酸カルボキシラーゼなどの炭酸固定化酵素の補欠分子族(prosthetic group)として働く。

○葉酸(flic acid)　プテロイルグルタミン酸(pteoroil glutamic acid)

体内で還元されて、（　　　　　　　　　　, tetrahydrofolic acid）となり、-CH3（メチル基）や、-CHO（アルデヒド基）などを転移する酵素の補酵素として働く。

※ メトトレキサート(methotrexate)------葉酸をテトラヒドロ葉酸に還元する酵素の反応を阻害して、細胞分裂を抑制する。→抗腫瘍薬として使われる。

○ビタミン C（アスコルビン酸, ascorbic acid）

還元性が強く、ビタミン E とともに抗酸化ビタミンと言われる。

※ プロコラーゲン中のプロリンがヒドロキシプロリンになることでコラーゲンになるが、その時に働くプロリンヒドロキシラーゼ(proline hydrixylase)はビタミン C を必要とする。

※ また、ステロイドホルモン、アドレナリン、ノルアドレナリンなどの合成に必要な水酸化反応でも電子供与体となる。
※ ビタミンC欠乏症→壊血病

第8章　酵素

A. 酵素

1. 生命活動と酵素

　　酵素(enzyme)は、生体内で起こる反応の（　　　　）として働くタンパク質である。

2. 酵素および酵素反応の特性
- 酵素の働き-------酵素は化学反応の速度を高める。
- 酵素の失活-------酵素タンパク質の立体構造がこわれることを（　　　　）といい、
　　　　　　　　　触媒作用（　　　　）を失う。これを（　　　　）という。
- 反応特異性と基質特異性

　　反応特異性(rezction specificity)----------ある特定の反応しか触媒しないこと
　　（　　　　　　,substrate specificity）----ある特定の基質にしか作用しないこと
- 最適温度と最適pH
- アイソザイム(isozyme)

※ 乳酸脱水素酵素(lactate dehydrogenase)のアイソザイム----H4,H3M1,H2M2,H1M3,M4の5種類がある。

※ ヘキソキナーゼ(hexokinase)mp アイソザイム----4種類が存在する。
- 活性中心と触媒作用

酵素には触媒作用を行う特定の部位があり、それを（　　　　　　,active center）という。
- 酵素前駆体

ある種の酵素は不活性な酵素前駆体として作られる。これを（　　　　　　,zymogen）ともいう。

　　ペプシノーゲン → ペプシン
　　トリプシノーゲン →トリプシン
　　キモトリプシノーゲン → キモトリプシン

3. 補酵素と金属イオン
- 補酵素(coenzyme)

補酵素は低分子の化合物で、そのほとんどが水溶性のビタミンを構造の一部に含んでいる。

　　アポ酵素+補酵素⇔ホロ酵素（活性を表わす。）
- 金属イオン

　　　Fe—カタラーゼ、ペルオキシダーゼ
　　　Cu—チトクロームオキシダーゼ

Co—グルタミン酸ムターゼ
Zn—アルコール脱水素酵素、アルカリホスファターゼ
Mo—ニトロゲナーゼ
Mu—アルギナーゼ、酸性ホスファターゼ
Ca—タカアミラーゼ
Mg—ヘキソキナーゼ、ピルビン酸カルボキシラーゼ
Ni—ヒドロゲナーゼ
Se—グルタチオンペルオキシダーゼ

4.酵素活性の調節
○酵素量の変化
　酵素タンパク質の合成と分解の速度に関わる。
○ 酵素活性の変化
(1)生体内分子との非共有結合による結合や、その解離
(2)酵素タンパク質への化学修飾の形成やその解除
セリン、スレオニン、チロシンなどの水酸基(-OH)にリン酸基が結合したり、結合していたリン酸基がはずれたりして、活性を調節

B. 酵素反応
○ 反応速度
酵素反応の速度は、酵素量、基質濃度、温度、pHなどによって変化する。
※温度とpHが一定で、充分量の基質が存在する時
※基質濃度が変化する時の反応速度の変化
○ 基質濃度と反応速度
1. ミカエリス-メンテン(Michaelis-Menten)の式

$$v = \frac{V \cdot [S]}{K_m + [S]}$$

v:反応速度、　V:最大速度　[S]:基質濃度　K_m:ミカエリス定数

2. ラインウィーバーバーク(Lineweaver-Burk)の式
二重逆数プロット法
$1/v = (K_m + [S]) / V \cdot [S]$, $1/v = K_m/V \times 1/[S] + 1/V$

　※ミカエリス定数は、各酵素に固有の価で、最大速度の1/2の反応速度を示す時の基質濃度を示している。その値が小さいほど、酵素と基質の結合が起こり易いと考えられる。

C. 酵素反応の阻害
1. 阻害剤
　　アスピリン(aspirin,アセチルサリチル酸)―解熱、鎮痛、消炎剤（バファリン）
2. 阻害の種類
　　阻害は（　　　　　　　）と（　　　　　　　　　）に大きく分けられる。
※不可逆阻害---阻害剤が酵素の活性中心に不可逆的に共有結合で結合する。
　　可逆阻害------阻害剤が非共有結合で酵素と可逆的に結合する。
　　　　　　　　　競合阻害、非競合阻害、不競合阻害の3種の様式がある。
○ 競合阻害（拮抗阻害,competitive inhibition）
酵素反応の最大反応速度Vは変わらないが、酵素と基質の親和性が低くなる。
(K_m が大きくなる)
○非競合阻害（非拮抗阻害,non-,competitive inhibition）
酵素反応の最大反応速度Vは低下するが、酵素と基質の親和性は変わらない。
(K_m は変わらない)
○不競合阻害（不拮抗阻害,uncompetitive inhibition）
不競合阻害も非不競合阻害と同様に、酵素の活性中心とは異なる部位に阻害剤が
結合する事によって、最大反応速度Vが小さくなり、酵素・基質親和性が高くなる。
(K_m が小さくなる)

D. 酵素の分類
○ 酵素の反応例
1. (　　　　　　　　　　　,オキシドレダクターゼ,oxidoreductase)
　　a.脱水素酵素（デヒドロゲナーゼ,dehydrogenase）
※乳酸脱水素酵素(lactate dehydrogenase)
　　乳酸($C_3H_6O_3$)+NAD→ピルビン酸($C_3H_4O_3$)+$NADH^+$+ H^+
　　b.酸化酵素（オキシダーゼ,oxidase）
　　c.酸素添加酵素（オキシゲナーゼ,oxygenase）
　　d.過酸化水素を基質とする酵素
　　　　カタラーゼ(catalase)　　$2H_2O_2 \rightarrow 2H_2O+O_2$
　　　　グルタチオンペルオキシダーゼ(glutathione peroxidase)
　　　　　$2GSH+H_2O_2 \rightarrow GSSG+2H_2O$
2.(　　　　　　,トランスフェラーゼ,transferase)
a. アミノ基転移酵素(aminotransferase)
※アスパラギン酸アミノトランスフェラーゼ(aspartate transaminase,AST)

アスパラギン酸+2オキソグルタミン酸⇔オキザロ酢酸+グルタミン酸
VB6

※ アラニンアミノトランスフェラーゼ(alanine transaminase,ALT)

アラニン+2オキソグルタミン酸⇔ピルビン酸+グルタミン酸
VB6

b. リン酸転移酵素(phosphotransferase=kinase)

※ヘキソキナーゼ(hexokinase)

　グルコース(C6H12O6)+ATP→グルコース6リン酸

3. (　　　　　　　,ヒドロラーゼ,hydrolase) 分解反応にH2Oを必要とするもの

　a.エステル結合に作用するもの（　　　　　,esterase）

　　※アセチルコリンエステラーゼ(acetyl cholin esterase)

　　　アセチルコリン+H2O→酢酸+コリン

　b.O-グルコシル結合に作用するもの（グルコシダーゼ,glucosidase）

　c.ペプチド結合に作用するもの（グルコシダーゼ,glucosidase）

　　※Ri-CO-NH-R2+H2O→Ri-COOH+R2-NH2

　　大部分の消化酵素がこの加水分解酵素群である。

4. (　　　　　　　,リアーゼ,lyase)

　加水分解以外の方法で物質を分解し、特に二重結合を残すもの。

　　※エノラーゼ(enolase)

　　2-ホスホグリセリン酸→ホスホエノールピルビン酸+H2O

5. (　　　　　　　,イソメラーゼ,isomerase)---基質をその異性体に変える酵素群である。

　　※グルコース-6リン酸イソメラーゼ(glucose-6-phosphate ,isomerase)

　　　グルコース-6リン酸→フルクトース-6-リン酸

6. (　　　　　　　,リガーゼ,ligase)

　2つの分子を結合する酵素で、C-O,C-S,C-N,C-C,P-Oなどの結合を触媒する。

※ピルビン酸カルボキシラーゼ(pyruvate carboxylase)

ピルビン酸+CO2+ATP+H2O→オキザロ酢酸+ADP+H3PO4

E. 酵素の応用

1.医薬品・臨床検査試薬などへの応用

2. 疾患診断への応用

(ア)AST,ALT

a. AST(GOT)----肝臓の他に心臓にも含まれる。正常値：血清 5-40U/l

b. ALT(GPT)----正常値：血清　5-35U/l

(イ)乳酸脱水素酵素(lactate dehydrogenase,LD)
 a. LD1(H4)-----心筋梗塞、悪性貧血、溶血性貧血、筋ジストロフィー
 b. LD2(H3M1),LD3(H2M2)----白血病
 c. LD5(M4)-----肝疾患、筋ジストロフィー、皮膚筋炎

(ウ)クレアチンキナーゼ(creatine kinase,CK)
 a. MM型（骨格筋由来）----筋ジストロフィー、多発性筋炎
 b. MB型（骨格筋と心筋由来）----急性心筋梗塞
 c. BB型（脳由来）-------急性脳障害
　　※血清中では大部分がMM型である。

(エ)アミラーゼ(amylase)
アミラーゼのアイソザイムは、膵臓由来のアミラーゼ(P型)と唾液腺由来のアミラーゼ(S型)とがある。
正常値：血清　130-400U/l　尿　200-1500U/l
　　※血清および尿中アミラーゼが高値を示す疾患には、膵炎の他、急性耳下腺炎、
　　　胃・十二指腸潰瘍の穿孔、外傷、腸閉塞、卵巣がん、肺がんなどがある。

(オ)アルカリホスファターゼ(alkaline phosphatase,ALP)
電気泳動法により6種類に大きく分ける事ができる。
 a. ALP1,ALP2（肝由来）------肺疾患
 b. ALP3（骨由来）------骨疾患
 c. ALP4（胎盤由来）------妊娠時
 d. ALP5（小腸由来）------肝硬変、胃がん
 e. ALP6（大腸由来）------潰瘍性大腸炎、大腸がん

(カ)酸ホスファターゼ(acid phosphatase,ALP)
　正常値：血清　0.5-4.5 U/l
　　※前立腺がん、乳がんの骨転移、慢性骨髄性白血病などで著しく高値となる。

(キ)γ-グルタミルトランスペプチダーゼ(γ-glutamyl transpeptidase. γ-GTP)
　正常値：血清　4-70U/l
　　※胆管閉塞、アルコール依存症で高値を示す。

第9章　ホルモンと生理活性物質

A.ホルモンとは
○生体の（　　　　　　　　,homeostasis）は、主に神経系、免疫系と（　　　　,endocrime system)が機能することによって保たれている。
○ホルモンは、特定の器官（内分泌腺）または細胞で産生され、血中に分泌されて、（　　　　　　,target organ）の細胞へと運ばれ、生理作用を発揮する。

B.ホルモンの種類と作用機序
1. <u>ホルモンの種類</u>
○ホルモンは化学構造から、（　　　　）、（　　　　　　）、（　　　　　）、（　　　　）の4種に大きく分けられる。
○ホルモンは、標的とする細胞にあるそれぞれに特異的な（　　　　　,receptor）に結合して、受容体の立体構造の変化を介して生理作用を発揮する。
a.核内受容体-----脂溶性のステロイドホルモン群と、アミノ酸ホルモン群が結合
b.細胞膜受容体---水溶性のペプチドホルモン群と、アミンホルモン群が結合

2.<u>ホルモンの作用機序</u>
(1)核内受容体を介する作用機序
　核内にあるDNAの特定部分に、そのホルモン-受容体複合体が（　　　　　）として結合し、標的遺伝子の転写(m-RNAの合成)を促進する。
(2)細胞膜受容体を介する作用機序
1. 受容体がGタンパク質（GTP依存性調整タンパク質）を介して働く場合
a. Gタンパク質がホスホリパーゼCに働く→Gタンパク質の立体構造の変化によって、（　　　　　　,phospholipase C）が活性化される。
b. Gタンパク質がアデニル酸シクラーゼに働く→Gタンパク質の立体構造の変化によって、（　　　　　　　,adenylate cyclase）が活性化される。
　細胞内のc-AMP（　　　　　　,cyclic AMP）の濃度上昇→（　　　　　　　）の活性化
2. 受容体がチロシンキナーゼ活性を有する場合
インスリンが受容体に結合すると、受容体自身が持つ（　　　　　　　,tyrosine kinase）活性が亢進させられる。
3. 受容体がグアニル酸シクラーゼ活性を有する場合
心房性ナトリウム利尿ペプチドが受容体に結合すると、受容体自身が持つ（　　　　　　,guanylate cyclase)活性が亢進させられ、GTPからのC-GMPの生成が亢進させられる。

C.ホルモン各論

1.視床下部ホルモン

○ 視床下部(hypothalumus)は、大脳皮質や視床、脳幹、脊髄などと、また、下垂体とも密接な線維結合を持ち、全身の自律機能を統率する中枢となっている。

○ 視床下部からは、各種の下垂体前葉ホルモンの分泌を促進あるいは抑制するホルモンが分泌される。

　成長ホルモン放出ホルモン(GHRH)⇔成長ホルモン放出抑制ホルモン(GHRIH)
　プロラクチン放出ホルモン(PRH)⇔プロラクチン放出抑制ホルモン(PRIH)
　メラニン細胞刺激ホルモン放出ホルモン(MSHRH)
　　　⇔メラニン細胞刺激ホルモン放出抑制ホルモン(MSHRIH)

2.下垂体ホルモン

(1) 下垂体(pituitary gland)前葉ホルモン

1.甲状腺刺激ホルモン(TSH)-----甲状腺ホルモンの分泌を促進するホルモン
2.副腎皮質刺激ホルモン (ACTH)---副腎皮質ホルモンの分泌を促進する
　　ホルモン、ストレスによって分泌が促される。
3.性腺刺激ホルモン
　a.卵胞刺激ホルモン(FSH)------卵胞の発育を促進する。
　b.精子形成ホルモン-------------精細胞の分裂と発育を促進する。
　c.黄体形成ホルモン-------------排卵や黄体形成を促進する。
　d.間質細胞刺激ホルモン-------男性ホルモン、アンドロゲンの分泌を促す。
4.乳腺刺激ホルモン（プロラクチン）--乳汁の産生・分泌を促すホルモン
5. (　　　　,GH) ------体内のタンパク質合成を促進し、骨の成長・発育を促す。
※幼少時過剰分泌------------ (　　　　　　)
　成人になってからの過剰分泌------------ (　　　　　　)
　幼少時の分泌不足--------------- (　　　　　　)

(2) 下垂体後葉ホルモン

1. (　　　　　　　　　,antidiurietic hormone,ADH) =(　　　　　　　,vasopressin)
腎臓の尿細管に作用して、水の再吸収を促進し、尿量を調節する。
また、末梢血管収縮作用があるので、血圧を上昇させる。
※このホルモンが欠落すると、脱水、(　　　　　)を起こす。
2. (　　　　　　,oxytocin) ------子宮収縮作用や、乳腺からの乳汁放出作用を促す。
　平滑筋の収縮である。9個のアミノ酸のうち、2個だけがバソプレシンと異なる。

(3) 下垂体中葉ホルモン

下垂体中葉からは、メラニン細胞刺激ホルモン(melanocyte stimulating hormone,MSH)が放出される。

3.甲状腺ホルモン
(1)(　　　　　　.thyroxine)と、(　　　　　　　,triiodotyronine)
○ 全身の組織細胞を刺激して、物質代謝を高め、酸化作用を促進させる。
　特に心臓の機能を亢進させ、基礎代謝を高め、体温を上昇させる。
○甲状腺ホルモンの分泌は、下垂体前葉からの甲状腺刺激ホルモン(TSH)の働きによって調節され、甲状腺刺激ホルモンは、さらに上位の、視床下部から分泌される甲状腺刺激ホルモン放出ホルモン(TRH)によって支配されている。
※甲状腺機能異常
　　a.甲状腺機能亢進症------ホルモン分泌過剰-----（　　　　　　　　,Basedow）
　　　　自己免疫疾患------甲状腺刺激ホルモン受容体に対する自己抗体の産生
　　b.甲状腺機能低下症-----ホルモンの分泌不足----（　　　　　　）
(2) カルシトニン(calcitonin,CT)
　○甲状腺の傍濾胞細胞から分泌されるホルモンで、骨吸収（骨塩放出）を抑制することで、血中のカルシウムおよびリンの濃度を強力に低下させる作用がある。
※ホルモンの分泌過剰------（　　　　　　　　　　）
※カルシトニンは骨粗鬆症の治療薬として用いられることがある。

4.副甲状腺（上皮小体）ホルモン
○副甲状腺(parathyroid gland)からは、副甲状腺ホルモン(parathyroid hormone,PTH)
=(　　　　　　　,parathormone)が分泌され、血液および組織のカルシウム濃度を調節する。
※ホルモン分泌不足----カルシウムが多量に体外に排出され、血漿カルシウム濃度が
　低下する。-----------（　　　　　　　　）

5.膵臓ホルモン
(1)　(　　　　　　　　　　,insulin)
○膵臓のランゲルハンス島全体で約100万個の細胞がある）のＢ（β）細胞から分泌される
　ポリペプチドホルモンである。
○インスリンの作用
骨格筋および脂肪組織へのグルコースの取り込み促進
　　　　　　　　　　　　　　　　　　　　　　　→血糖値の低下
肝臓と腎臓における糖新生の抑制

※インスリン欠乏症→（　　　　　　　）
インスリン過剰症→低血糖症（原因はランゲルハンス島の腫瘍）
〇インスリンの合成
プレプロインスリン（アミノ酸110個）→プロインスリン（アミノ酸86個）
→インスリン（アミノ酸51個）へ

(2) （　　　　　　　　　　,glucagon）
〇膵臓のランゲルハンス島のA（α）細胞から分泌されるアミノ酸29個からなるポリペプチドホルモンである。肝臓のグリコーゲンの分解を促進→血糖値上昇
※血糖値を上昇させるように働くホルモンは、グルカゴンの他に、成長ホルモン,糖質コルチコイド,副腎皮質ホルモン（アドレナリン、ノルアドレナリン）などあがる。

6.副腎皮質ホルモン
〇副腎皮質ホルモンは、いずれもステロイド化合物であるから、一括してコルチコステロイド(corticosteroid)またはコルチコイド(corticoid)と言われる。
1. （　　　　　　　,glucocorticoid）------皮質中心部の束状帯で作られる。
コルチゾール（cortisol）,コルチコステロン(corticosteron)が代表的なもの
2. （　　　　　　　,mineral corticoid）---皮質上部の球状帯で作られる。
アルドステロン(aldosterone)が代表的なもの
3. 性ホルモン　皮質上部の網状帯で、男性ホルモン、アンドロゲン(androgen)や、卵胞ホルモン、エストロゲン(estrogen)の前駆体が作られる。
※糖質コルチコイド、コルチゾールの過剰分泌------（　　　　　　　　　　　　）
〇合成糖質コルチコイド
糖質コルチコイドは、弱いながらも鉱質コルチコイド作用を持っているので、鉱質コルチコイド作用の少ない合成糖質コルチコイドが医薬品として使われる。
〇レニン-アンギオテンシン-アルドステロン系
腎臓の傍糸球体細胞から（　　　　,rennin,タンパク質分解酵素）が血中に分泌されることによって、血圧上昇が引き起こされる。

7.副腎髄質ホルモン
〇副腎髄質からは、（　　　　　　　,adrenaline）と（　　　　　　　,noradrenaline）が分泌される。いずれも化学構造式がよく似ており、カテコールアミン(catecholamine)と呼ばれる。
※ドーパミンはある種の神経細胞中に存在するが、副腎髄質には存在しない。

8.性腺ホルモン
○男性ホルモン---精巣(testis)の間質細胞（ライディッヒ細胞）で作られる。
　　（　　　　　　　,testosterone)が主である。
○女性ホルモン---卵巣(avary)で作られ、卵胞ホルモンとしては（　　　　　　,estradiol)と
　　（　　　　　,estron),黄体ホルモンとしては、（　　　　　　,prpgesteron）がある。

D.内分泌疾患
○下垂体ホルモン異常
1.成長ホルモン
　　a.下垂体性低身長症（小人症,pituitary dwarfism）
　　b.下垂体性巨人症(pituitary gigantism)および先端巨大症(acromegaly)

2.抗利尿ホルモン
　　a.分泌過剰----抗利尿ホルモン分泌異常症候群→低ナトリウム血症
　　b.分泌不足----多尿と低調尿を特徴とする尿崩症をきたす。

○甲状腺ホルモン異常
　　甲状腺ホルモン欠乏→甲状腺機能低下症
　　　1.甲状腺炎(chronic thyroiditis)=橋本病
　　　　自己免疫疾患
　　　2.クレチン症(cretinism)----生下時からの甲状腺機能低下症で、知能低下など
　　　　新生児スクリーニング→甲状腺ホルモン補充療法

○副腎皮質ホルモン異常
　　1.原発性アルドステロン症(primary aldosteronism)→下垂体からのACTH過剰
　　2.アルドステロンの過剰→血中のK^+およびH^+濃度の低下→アルカローシス

○性ホルモン異常
　　ターナー症候群(Turner syndrome)---染色体異常(X0)
　　　原発性無月経など

○膵ホルモン異常
　　インスリノーマ(insulinoma)-------インスリン分泌過剰→低血糖症

○副腎髄質ホルモン異常
　褐色細胞腫-----アドレナリン・ノルアドレナリンの分泌亢進→血中濃度上昇
　　（　　　　　　　）、メタネフリン、ノルメタネフリンの尿中排泄濃度上昇

F. サイトカイン
○サイトカイン(cytokine)は、免疫担当細胞（T細胞,B細胞,マクロファージ）から分泌され、細胞間での情報伝達にかかわるタンパク質の総称である。
　※1つのサイトカインごとに多様な生理活性を示す事が多い。
　※1つの細胞に複数のサイトカイン受容体が存在することがある。

第10章　代謝のあらまし

A. 代謝とは
　〇異化と同化
　　代謝(metabolism)
　　　（　　　　　　　,catabolism）---分解反応----エネルギーを生成する。
　　　（　　　　　　　,anabolism）----合成反応----エネルギーを消費する。
※物質の変化に注目すれば、物質代謝、エネルギーの出入りに注目すればエネルギー代謝
〇代謝の関連
※脳の神経細胞や赤血球は、エネルギー源として、ほぼグルコースのみを利用する。
〇ATPの産生
1（　　　　　　　　　　,substrate-level phosphorylation）
　　1・3 ビスホスホグリセリン酸-----3・ホスホグリセリン酸+ATP
　　ホスホエノールピルビン酸---------ピルビン酸+ATP
2（　　　　　　　　　　,oxidative phosphorylation）
　　クエン酸回路で補酵素還元→電子伝達系(electron transport system)へ→電子伝達系における還元型補酵素(NADH,FADH2)の酸化に伴ってATPが産生される。

B　消化吸収された栄養素の体内での代謝
〇栄養素の吸収
1　糖質---グルコースを主とする単糖へ　　　　　→小腸粘膜上皮細胞→門脈→
2　タンパク質---アミノ酸およびペプチドへ　　　→肝臓→全身へ

3　脂質-----モノグリセリドと脂肪酸へ→小腸粘膜上皮細胞でトリグリセリドに再合成→
　　　　　　リンパ管→静脈を経て全身へ
〇エネルギー源
いずれの栄養素も（　　　　　　　,acetyl CoA）という代謝中間体を経て、炭酸ガスと水にまで分解される。

<1>糖質の代謝
　〇解糖系(glycolytic pathway)---細胞質内の反応系で、グルコースは、（　　　　）または（　　　）にまで分解される。
　〇クエン酸回路(citric acid cycle)と電子伝達系(electron transport system)---ミトコンドリアで（　　　　）と（　　）にまで分解される。

<2>脂質の代謝
ミトコンドリア内で脂肪酸の（　　　　　）反応により、（　　　　　　　）が生成される。
<3>タンパク質の代謝
アミノ酸のアミノ基は、アンモニア(NH3)を経て、尿素(NH2-CO-NH2)となり、尿中へ排泄

第 11 章　糖質代謝

A. 糖質代謝のあらまし

<1>糖質の消化と吸収

　　デンプンは（　　　　　　　　, α-amylase）によって分解され、マルトース, マルトリオース, α-限界デキストリン（α-limit dextrin）になる。

<2>グルコースの主な代謝系

1. グルコースを分解して ATP を産生する経路→解糖系、クエン酸回路、電子伝達系
2. グルコースを新たに作る経路→糖新生経路
3. ATP 産生以外のためにグルコースを分解する経路、グリコーゲンの合成と分解をする経路
→ペントースリン酸回路、グリコーゲン合成経路と分解経路

B. グルコースの分解

<1>解糖系(glycolitic pathway)

　　グルコース（　　　　　）1 モルからの 2 モルの（　　　　　　　,pyruvic acid）あるいは（　　　　,lactic acid）が生じ、その過程で 2 モルの ATP が消費され、4 モルの ATP が生成する。

○解糖系の反応

　　　　　　　　　ヘキソキナーゼ
1. グルコース+ATP ─→グルコース 6-リン酸（一方向の反応）
　　　　　　　グルコース 6-リン酸イソメラーゼ
2. グルコース 6-リン酸─→フルクトース 6-リン酸
　　　　　　　　ホスホフルクトキナーゼ
3. フルクトース 6-リン酸+ATP─→フルクトース 1,6-ビスリン酸
　　　　　　　　　アルドラーゼ
4. フルクトース 1,6-ビスリン酸─→グリセルアルデヒド 3-リン酸
　　　　　　　　　　　　　　　　　+ジヒドロキシアセトンリン酸
　　　　　　トリオースリン酸イソメラーゼ
5. ジヒドロキシアセトンリン酸─→グリセルアルデヒド 3-リン酸
　　　　　　　グリセルアルデヒド 3-リン酸脱水素酵素
6. グリセルアルデヒド 3-リン酸+NAD+H3PO4─→1,3 ビスホスホグリセリン酸+NADH+H$^+$
　　　　　　　　ホスホグリセリン酸キナーゼ
7. 1,3 ビスホスホグリセリン酸+ADP─→3-ホスホグリセリン酸+ATP

ホスホグリセリン酸ムターゼ
8. 3-ホスホグリセリン酸 ⟶ 2-ホスホグリセリン酸

エノラーゼ
9. 2-ホスホグリセリン酸 ⟶ ホスホエノールピルビン酸 + H_2O

ピルビン酸キナーゼ
10. ホスホエノールピルビン酸 + ADP ⟶ ピルビン酸 + ATP

乳酸脱水素酵素
11. ピルビン酸 + NADH + H^+ ⟶ 乳酸 + NAD

※ 1分子のグルコースから、2分子のグリセルアルデヒド3-リン酸が生成されることに注意すること。

<2>クエン酸回路
○クエン酸回路とは
ミトコンドリア内膜において、ピルビン酸はまずCO_2を失って(　　　　　　　,acetyl CoA)に代謝される。
クエン酸回路は8つの酵素反応からなる反応系である。
※クエン酸回路(citric acid cycle),(　　　　　　　　　,tricarboxylic acid cycle,TCA cycle),
(　　　　　　　　　,Krebs cycle)と、さまざまな表現のされ方があることを知っておこう。

○ピルビン酸からアセチルCoAへ
酸化的脱炭酸反応(oxidative decarboxylation)
　ピルビン酸 ⟶ アセチルCoA + CO_2
　　　ピルビン酸脱水素酵素(pyruvate dehydrogenase)
ピルビン酸の3つの炭素のうち1つがCO_2となり、残りの2つの炭素はアセチルCoAのアセチル基(-CO-CH3)となる。
※ ピルビン酸脱水素酵素は5種類の補酵素(CoASH,NAD,FAD,リポ酸,チアミンピロリン酸)を必要とする。

○クエン酸回路の反応
クエン酸合成酵素
1. オキザロ酢酸 + アセチルCoA + H_2O ⟶ クエン酸 + CoASH

アコニット酸ヒドラターゼ
2. クエン酸 ⟶ cis アコニット酸 + H_2O

アコニット酸ヒドラターゼ
cis アコニット酸+H_2O⟶イソクエン酸

イソクエン酸脱水素酵素
3. イソクエン酸+NAD⟶α-ケトグルタール酸+NADH+H^++CO_2

2-オキソグルタル酸脱水素酵素
4. α-ケトグルタール酸+NAD+ CoASH⟶スクシニル CoA+ NADH+H^++CO_2

※2-オキソグルタル酸脱水素酵素(2-oxoglutarate dehydrogenase)は、5種類の補酵素(NAD, CoASH, FAD, リポ酸, チアミンピロリン酸)を必要とする酵素である。

コハク酸-CoA リガーゼ
5. スクシニル CoA+GDP+H_3PO_4⟶コハク酸+GTP+ CoASH

コハク酸脱水素酵素
6. コハク酸+FAD⟶フマル酸+$FADH_2$

フマル酸ヒドラターゼ
7. フマル酸+ H_2O⟶リンゴ酸

リンゴ酸脱水素酵素
リンゴ酸+NAD⟶オキザロ酢酸+ NADH+H^+

○クエン酸回路のまとめ
　アセチル CoA+3 NAD+ FAD+ GDP+Pi+2 H_2O⟶$2CO_2$+ CoASH+3 NADH+3 H^++ $FADH_2$+GTP

○クエン酸回路の維持
　代謝中間体の中心となるオキザロ酢酸の供給が大切

ピルビン酸カルボキシラーゼ
　ピルビン酸+ATP+CO_2⟶オキザロ酢酸+ADP+H_3PO_4

<3>電子伝達系
○電子伝達系(electron transport system)とは
　電子伝達経路には2種類ある。
　電子伝達系は、4種の（　　　　　　）と（　　　　　　,ubiquinone）と、（　　　　,cytochrome C)から構成されている。
　電子が電子伝達系の成分から成分へと伝達されるごとに、エネルギーの放出が起こる。そのエネルギーを（　　　　　　　）に利用する。

44

○酸化的リン酸化(oxidative phosphorylation)
1. マトリックス内のH^+(プロトン)を内膜と外膜の膜空間に汲みだす。
   複合体 I, III, IV がポンプとしての役割を果たす。（プロトンポンプという）
2. ミトコンドリアの内膜をはさんで、マトリックス部分と、膜空間の間で、電気化学ポテンシャルが生じる。
3. ATP 合成酵素は、膜空間のプロトンをプロトンチャンネルを使ってマトリックスに流入させ、その時に、ADP+H_3PO_4→ADP〜P(高エネルギー結合)+H_2O の形で ATP が形成される。

<4> グルコース代謝と ATP 産生
○乳酸までの代謝
嫌気的条件下の糖代謝→解糖系---（　　　　　　　　）
○CO_2 と H_2O までの代謝
解糖系で、1 モルのグルコースが代謝された時に生じる 2 モルの NADH は、グリセロールリン酸シャトルと、リンゴ酸-アスパラギン酸シャトルで、ミトコンドリア内へ送られ、NAD に酸化される。

好気的条件下において 1 分子のグルコースから生成される ATP 数

組織	生成経路	生成 ATP 数（理論値）	教科書に出ている推測値
肝・心筋	解糖系	2	2
	クエン酸回路	2x15　　計 38	24.5　　計 31
	リンゴ酸シャトル	6	4.5
骨格筋	解糖系	2	2
	クエン酸回路	2x15　　計 36	24.5　　計 29.5
	グリセロリン酸シャトル	4	3

C 糖新生
<1> 糖新生とは
○グルコースへの依存
1. グルコースは全ての細胞にとって、とりわけ（　　　　　　）や（　　　　　　）にとって必須である。摂取されたグルコースの過剰分は（　　　　　　）や（　　　　　　）の形で蓄えられる。
2. 血中グルコース濃度を保つために、グルコース以外の物質（　　　　　　）（　　　　　　）（　　　　　　）からグルコースを作るしくみがある。（　　　　　　, gluconeogenesis）
※糖新生は、（　　　　　　）と（　　　　　　）で行われる反応である。

<2>糖新生の反応
○糖新生の原料
　（　　　　　）（　　　　）（　　　　　　　）
○糖新生の反応
1. 基本的には、（　　　　　　　　,oxyalotic acid）から（　　　　　　　　, acid)を経て、解糖系を逆戻りしていく反応である。
※オキザロ酢酸はミトコンドリアの膜を通過することはできないが、リンゴ酸は膜を通過する事ができる。
2. 糖新生の反応では、ホスホエノールピルビン酸カルボキシナーゼ(phosphoenol-pyruvate carboxykinase),フルクトースビスホスファターゼ(fructose-bisphosphatase),グルコース 6-ホスファターゼ(glucose-6-phosphatase)の 3 つの酵素が反応系全体の律速酵素として重要な役割を果たしている。
3. グリセロールは、リン酸化されて、（　　　　　　　　　　　）、さらに酸化されてジヒドロキシアセトンリン酸へと変化して、糖新生経路に入り利用される。

D ペントースリン酸回路
<1>ペントースリン酸回路とは
ペントースリン酸回路(pentose phosphate cycle)----ヘキソース-1-リン酸経路---ホスホグルコン酸経路→解糖系のバイパスとみなすことができる。
<2>ペントースリン酸回路の反応
1. グルコース 6-リン酸からリブロース 5-リン酸を生じるまでの反応
※グルコース 6-リン酸 1 モルから 2 モルの NADPH を生じる。
2. リブロース 5-リン酸からフルクトース 6-リン酸とグリセルアルデヒド 3-リン酸の生成までの反応
3. ペントースリン酸回路で、リブロース 5-リン酸,キシルロース 5-リン酸,リボース 5-リン酸が生成する。
<3>ペントースリン酸回路の役割
○NADPH の産生
NADPH は、脂肪酸、コレステロール、ステロイド化合物などを生合成する際の還元反応の還元剤として用いられる。
○リボース 5-リン酸の産生
　ペントースリン酸回路で核酸および各種ヌクレオチドの合成原料として必要な（　　　　　　　　　,ribose5-phosphate)が産生される。

E　グリコーゲンの代謝
<1>グリコーゲン代謝の意義
　余剰のグルコースは、（　　　　　　　　glycogen）として蓄えられる。
　特に（　　　）と（　　　　）で多く蓄えられる。
※ 肝臓のグリコーゲン→分解されグルコースとなり、血中へ
　筋肉のグリコーゲン→グルコース6-リン酸から解糖系へ
<2>グリコーゲン代謝の反応
○グリコーゲンの合成
　　　ヘキソキナーゼ
　　　グルコキナーゼ
グルコース──→グルコース6-リン酸──→グルコース1-リン酸──→UDPグルコース
(uridine diphosphate glucose)──→グリコーゲン
　　　　　　　グリコーゲン合成酵素
○グリコーゲンの分解
　　　ホスホリラーゼ
グリコーゲン──→グルコース1-リン酸を末端から作る
※ 枝分かれ部分のα-1,6結合に作用する脱分枝酵素
<3>グリコーゲン代謝の調節
○ 血糖低下→グルカゴン、アドレナリン分泌→アデニル酸シクラーゼ活性化 c-AMP生成→プロテインキナーゼA活性化→ホスホリラーゼキナーゼ活性化→ホスホリラーゼキナーゼ活性化→ホスホリラーゼbリン酸化→活性化ホスホリラーゼa→グリコーゲン分解（一方でグリコーゲン合成は制御される）
○ 血糖上昇→インスリンの分泌→プロテインキナーゼのリン酸化→グリコーゲンの合成の促進（一方でグリコーゲン分解の低下）

F ガラクトース、フルクトース、マンノースの代謝
　略

第12章　脂質代謝

A.脂質の消化と吸収

○脂質の消化と吸収

　食物中の脂質の大部分を占める（　　　　　　　　　,triglyceride,中性脂肪）は、（　　　　　　,lipase)による加水分解を受けて、（　　　　　　,2-monoglyceride）と（　　　　　,fatty acid）となる。

※小腸粘膜上皮細胞内で、2-モノグリセリドと脂肪酸は再びトリグリセリドへと、再合成される。

○吸収後の脂質

再合成されたトリグリセリドは、アポリポタンパク質と結合して、キロミクロン(chyromicron)を形成して、リンパ管へ分泌され、血中へと出て行く。

　※ キロミクロン中のトリグリセリドは、血中でリポタンパク質リパーゼによって加水分解を受けて、グリセロールと脂肪酸になる。

B.脂肪酸の分解

脂肪酸がエネルギー源として利用される時、まず脂肪酸の（　　　　,β oxidation）が起こり、次いでアセチルCoAが生成される。

1.脂肪酸の遊離

　脂肪組織中のトリグリセリドの加水分解を行うホルモン感受性リパーゼ(hormone-sensitive lipase)の作用は、血糖値を上昇させるように働く、アドレナリン,グルカゴン,成長ホルモンなどによって促進され、血糖値を低下させるように働くホルモン,インスリンによって制御される。

2.脂肪酸のβ-酸化

　　　脂肪酸+CoASH+ATP ───────→ アシルCoA+AMP+PPi
　　　　　　　　　　　　アシルCoA合成酵素

○アシルCoAのミトコンドリア内膜の通過

　アシルCoAは、ミトコンドリアの外膜を通過できるが、内膜を通過することはできない。アシルカルニチンは内膜を通過できる。

　アシルCoA+カルニチン─→アシルカルニチン+CoASH（膜間腔で）

　アシルカルニチン+CoASH─→アシルCoA+カルニチン（マトリックスで）

○β酸化の反応
　アシル CoA(2n)+FAD+NAD+ CoASH+H2O→
　　　　　　　　　アシル CoA(2n-2)+アセチル CoA+FADH2+ NADH+H⁺
※アセチル CoA(CH3CO-CoAS)はクエン酸回路へ、FADH2+ NADH+H⁺は電子伝達系へと組み入れられていく。

3.ATP の産生
パルミチン酸（炭素数 16）がβ酸化を受けた時、1 モルのパルミチン酸から 8 モルのアセチル CoA、7 モルの FADH2、7 モルの NADH を生ずる。
　パルミトイル CoA+106ADP+106H3PO4+23O2→CoA+106ATP+121H2O+16CO2

C.ケトン体の産生と利用
1.ケトン体の産生
ケトン体(keton body)とは
　（　　　　,acetoacetic acid）(3-hydroxybutyric acid)（　　　　,acotone)の３つを合わせて言う。
ケトン体は（　　　　　　　）を原料として、おもに（　　　　　）で作られる。

2.ケトン体の利用
※ 肝臓にはアセト酢酸をアセチル CoA にする酵素がないので、ケトン体をエネルギー源として利用することができない。
※アセトンは体内では利用されない。

D.脂肪酸の生合成
1.細胞質ゾルへのアセチル CoA の供給
アセチル CoA はミトコンドリアで作られるが、ミトコンドリアの膜を通過することができない。
オキザロ酢酸もまたミトコンドリアの膜を通過することができない。

2.脂肪酸生合成の反応
　脂肪酸の生合成には、（　　　　　　　　　　,acetyl CoA carboxylase）と
　（　　　　　　　　,fatty acid synthetase)の２つの酵素が関与する。

3.脂肪酸の構造変換
　a.ステアリン酸からオレイン酸(18:1^9)を作る事は出来るが、オレイン酸からリノール酸(18:2^{9,12})を作る事は出来ない。

b. リノール酸からγ-リノレン酸($18:3^{6,9,12}$)を作る事は出来るが、α-リノレン酸($18:3^{9,12,15}$)を作る事は出来ない。

c. アラキドン酸($20:4^{5,8,11,14}$)は、リノール酸からしか作る事は出来ない。

※ 必須脂肪酸(essential fatty acid)

リノール酸、α-リノレン酸、アラキドン酸

4. 脂肪酸生合成の調節

アセチル CoA カルボキシラーゼ(acetyl CoA carboxylase)

活性上昇---クエン酸や、インスリンによる酵素の脱リン酸化

活性低下---長鎖アシル CoA、また、グルカゴンやアドレナリンによる酵素のリン酸化

E. トリグリセリドの生合成

遊離脂肪酸→アシル CoA→トリグリセリド

※トリグリセリドの合成はおもに各細胞の小胞体で行われる。

1. 脂肪組織と肝臓

グリセロール 3-リン酸+アシル CoA→1-モノグリセリド 3-リン酸

1-モノグリセリド 3-リン酸+アシル CoA→ホスファチジン酸

ホスファチジン酸→1,2-ジグリセリド

1,2-ジグリセリド+アシル CoA→トリグリセリド

2. 小腸

2-モノグリセリド+アシル CoA→1,2-ジグリセリド

1,2-ジグリセリド+アシル CoA→トリグリセリド

F. コレステロールの生合成と利用

コレステロールは（　　　　　　　　　　）の１つとして重要であるとともに（　　　）,（　　　　　　　　）および（　　　　　　　）の生合成の原料となっている。

1. コレステロールの生合成

○コレステロールの生合成の反応

コレステロール(cholesterol)は、（　　　　　　）を出発原料として作られる。

※ アセチル CoA 3 分子から、3-ヒドロキシ 3-メチルグルタリル CoA が作られる。

※ コレステロール生合成の反応の大部分は小胞体において行われている。

○コレステロール生合成の調節
　a.摂取したコレステロール自身が、3-ヒドロキシ3-メチルグルタリルCoA(HMG-CoA)
　　還元酵素の活性を阻害したり、酵素タンパク質の生成を抑制したりする。
　b.グルカゴンは、HMG-CoA還元酵素のリン酸化を促進して、酵素を不活性化する。
　c.インスリンは、逆にHMG-CoA還元酵素のリン酸化されたリン酸を取り除き、
　　酵素を活性化し、コレステロールの生合成を促進する。
※高コレステロール血症の治療薬（HMG-CoA還元酵素阻害剤）
　　　ブラバスタチン、シンバスタチン

1. コレステロールから作られる化合物
(1)胆汁酸(bile acid)
○胆汁酸の生成と腸肝循環
　　胆汁酸は、胆汁の成分として肝臓でコレステロールから生成される。
※腸管に出た胆汁酸の一部は大便とともに排泄され、残り(約90%)は回腸から吸収され、肝臓へ
○胆汁酸の役割
I. 食物中の脂質を個々の分子にまで分散
II. リパーゼを活性化し、トリグリセリドを分解
III. 2-モノグリセリドと脂肪酸とともに、ミセルを形成し、組織への吸収を助ける。

○胆汁酸の代謝
　1.一次胆汁酸---（　　　　　　　,cholic acid）,(　　　　　　　chenodeoxycholic acid)
　　※一次胆汁酸は、グリシンあるいはタウリンと結合して胆汁中に出て行く。
　2.二次胆汁酸---（　　　　　　　,deoxycholic acid）,(　　　　　　,lithocholic acid)
　　※二次胆汁酸も、回腸から吸収され、肝臓でグリシンあるいはタウリンと結合して、
　　　胆汁中に出て行く。

(2)ステロイドホルモン

(3)ビタミンD3(vitamin D3)
　　　　　　　　脱水素
　コレステロール⟶7-デヒドロコレステロール（プロビタミンD3）⟶ビタミンD3

G. エイコサノイドの生合成
○ エイコサノイドとは
　（　　　　　　　　　　　,bishomo-γ-linolenic acid）
　（　　　　　　　　,arachidonic acid)
　（　　　　　　　　　　,eichosapentaenoic acid)
などの炭素数 20 の多不飽和脂肪酸から生成される一群の生理活性物質を
　（　　　　　　　　,eicosanoid)という。
※ アラキドン酸から作られるエイコサノイドが多い。アラキドン酸カスケードという。
※ エイコサノイドは動物のみが作る物質である。

1. エイコサノイドの構造と生理活性
○エイコサノイドの構造
　　エイコサノイドは（　　　　　　,prostaglandin,PG），(　　　　,thromboxane,TX),
　（　　　　　　　,leukotriene,LT)を含めたものを指している。

○エイコサノイドの生理活性
　　エイコサノイドは、それぞれ細胞膜にある特異的な受容体に結合して作用を表わす。

2. エイコサノイドの生合成
アラキドン酸を中心とするエイコサノイドの生合成は,(　　　　　　,glucerophospholipid)を
出発物質として、(　　　　　　, phospholipase A2），(　　　　　　,cycloxygenase),
（　　　　　,lipoxygenase)など 3 つの酵素の働きで進められて行く。

3. エイコサノイドと医薬品
I. ステロイドホルモンの一種である糖質コルチコイド(gluco corticoid)---シクロオキシゲナーゼやホスホリパーゼ A2 の働きを抑制して、プロスタグランジン I2(PGI2)---プロスタサイクリン,prostacycline ともいう）---の産生を抑制する。
II. アスピリン、インドメタシン→シクロオキシゲナーゼを阻害→エイコサノイド生成を制御する。

第13章　タンパク質代謝

A. タンパク質代謝のあらまし

○タンパク質とアミノ酸

　タンパク質(protein)は20種類のアミノ酸(amino acid)を材料にして、DNAの情報に基づいて作られる。

○1日のタンパク質代謝量およびアミノ酸代謝量

○アミノ酸の利用のされ方
1. タンパク質合成の原料となる。
2. アミノ酸がとれて（　　　　　）となり、クエン酸回路の代謝中間体、糖新生の原料、脂肪酸・コレステロール・ケトン体の合成原料、エネルギー源などになる。
※アミノ酸からはずされたアミノ基から、（　　　　　,anmonia NH3）が生じ、
　（　　　　　,urea cycle)によって（　　　　　,urea）となる。
3. 各種の窒素を含む化合物の合成原料となる。
4. 他のアミノ酸の合成原料となる。

B. タンパク質の消化と吸収

I. タンパク質の消化

○消化酵素
1. (　　　　　,endopeptidase)---ペプチド鎖の内部のペプチド結合を加水分解する。
　（　　　）、（　　　　）、（　　　　　）、（　　　　　　）などが含まれる。
2. (　　　　　,exopeptidase)---ペプチド鎖の末端からアミノ酸を1つずつ加水分解する。
　（　　　　　　）、（　　　　　）の2つが含まれる。
※これらの加水分解酵素は、いずれも不活性な（　　　　　、チモーゲン,zymogen）として作られ、分泌されて、消化管内で活性型の酵素になる。
※ペプシノーゲンは胃で作られ、その他の酵素前駆体はすべて（　　　　）で作られる。

○消化
タンパク質は消化管内の加水分解酵素によって、約1/3がアミノ酸にまで、残り約2/3がアミノ酸の数が2～6個のペプチドにまで分解される。

II. タンパク質消化物の吸収
〇遊離アミノ酸およびペプチドの吸収
　　ペプチドは小腸粘膜上皮細胞の細胞膜に存在する（　　　　　　,aminopeptidase---ペプチドのN末端からアミノ酸を1つずつ切断する酵素）によって加水分解され、遊離アミノ酸、ジペプチド(dipeptide),トリペプチド(tripeptide)になる。
　　小腸粘膜上皮細胞に吸収されたペプチドは、細胞内のアミノペプチダーゼによって加水分解されて、遊離アミノ酸となる。
※遊離アミノ酸は門脈に入り、肝臓へ、肝臓から全身へ運ばれる。

C. α-ケト酸を経由するアミノ酸の利用
〇アミノ基転移反応
　　アミノ基転移酵素(transaminase)
1　アスパラギン酸アミノトランスフェラーゼ(aspartate transaminase,AST)
　　アスパラギン酸+α-ケトグルタル酸⇄オキザロ酢酸+グルタミン酸
2　アラニンアミノトランスフェラーゼ(alanine transaminase,ALT)
　　アラニン+α-ケトグルタル酸⇄ピルビン酸+グルタミン酸
※アミノ基を受け取ってグルタミン酸となったものは、再びα-ケトグルタル酸になる。
　グルタミン酸+NAD+H2O⟶ α-ケトグルタル酸+NADH+H$^+$+NH3
　　　　　　　　　　グルタミン酸脱水素酵素

〇α-ケト酸とは
　　α-ケト酸とは、カルボキシル基(-COOH)の隣りのα-位の炭素がケトン基(-CO-)となっている化合物の総称で、R-CO-COOHと表わす事ができる。
※ピルビン酸 CH3-CO-COOH や、オキザロ酢酸 HOOC-CH2-CO-COOH などがある。

I. α-ケト酸の生成と代謝
　　各アミノ酸からアミノ基が外れて生じるα-ケト酸は、何段階もの反応を受けて、クエン酸回路に関連ある化合物へと変化する。

〇糖原性アミノ酸の変化
ピルビン酸またはクエン酸回路の代謝中間体を生じる事ができるアミノ酸---
（　　　　）と（　　　　　）以外のアミノ酸は、全ていずれも（　　　　　　　,gluconeogenesis,グルコースの合成）の原料となることのできるアミノ酸である。

○ケト原性アミノ酸の変化
1. α-ケト酸の代謝によって、(　　　　　)、あるいは(　　　　　)を生じるアミノ酸は、(　　　　　)の原料にもなり、また、アセチルCoAを経由して、(　　　　　)や(　　　　　)合成の原料ともなる。
2. (　　　)、(　　　)、(　　　)、(　　　)、(　　　)、(　　　)の6つのアミノ酸を(　　　　　, ketogenic amino acid)という。
※イソロイシン、トリプトファン、フェニルアラニン、チロシンの4つのアミノ酸は、(　　　　　, gluconeogenic amino acid)でもあることに注意しよう。

○代謝中間体
クエン酸回路の代謝中間体はさまざまな反応で消費される。
アミノ酸から生じるα-ケト酸は、クエン酸回路の代謝中間体の補給源となっている。

II. 尿素の生成
1. 生体にとって有毒なアンモニアは、(　　　)にある(　　　　　, urea cycle)で、(　　　, urea)に変えられ、体外へ排出される。これが基本である。
※尿素回路を構成する4つの代謝中間体(　　　　　)、(　　　　　)、(　　　　　)、(　　　　　)はいずれもアミノ酸である。
※肝臓障害がある場合、血中アンモニアが上昇する。---(　　　　　)
2. 筋肉における代謝→筋肉のグルタミン酸が最終的に肝臓へ。
3. 肝臓と筋肉以外の組織における代謝
　a. アミノ酸からアミノ基を受け取ったグルタミン酸からアンモニアが遊離
　b. 遊離アンモニアは、グルタミン(glutamine)のアミド基(-CONH2)に
　c. グルタミンはグルタミナーゼの作用でグルタミン酸となり、アンモニアを遊離、尿素回路へ
※1モルのアンモニアから1モルの尿素を作る為に3モルのATPが消費される。

D. アミノ酸から窒素化合物の合成
○プリン塩基とピリミジン塩基の合成
1. プリン塩基(prine base)----(　　　　　)と(　　　　　)
　骨格部分の合成にはアスパラギン酸、グルタミン、グリシンが原料として使われる。
2. ピリミジン塩基(pyrimidine base)---(　　　　　)、(　　　　　)、(　　　　　)
　骨格部分の合成には、グルタミンとアスパラギン酸が原料として使われる。

○ホスホクレアチンの合成

（　　　　　,phosphocreatine）=（　　　　　,creatine phosphate）は骨格筋、脳などに含まれるエネルギー貯蔵物質である。

ホスホクレアチンの原料は、（　　　　　）と（　　　　　）である。

$$\text{クレアチン+ATP} \underset{}{\overset{\text{クレアチンキナーゼ}}{\Longleftrightarrow}} \text{ホスホクレアチン+ADP}$$

$$\text{ホスホクレアチン} \overset{\text{非酵素的}}{\longrightarrow} \text{クレアチニン+H}_3\text{PO}_4$$

※血中クレアチニン濃度（男性 0.7~1.2mg/dl,女性 0.5~0.9mg/dl）は、腎障害で上昇する。本来クレアチニンは大部分が尿に排泄されるが、クレアチンは逆に、健常者では尿中にほとんど認められない。--クレアチン尿症---

○ポルフィリンの合成

グリシン(glycine)がスクシニル CoA(succinyl-CoA)と縮合して、5-アミノレブリン酸(5-aminolevulinic acid)ができる。

○生理活性アミンの合成

1. ヒスタミン(histamine)

ヒスチジン→ヒスタミン+CO2

※アレルギー反応、平滑筋収縮→抗ヒスタミン剤,H1 作用抑制

胃酸分泌促進→抗ヒスタミン剤,H2 受容体拮抗薬（H2 ブロッカー）

2. セロトニン(serotonin), γ-アミノ酪酸(γ-aminobutyric acid,GABA),ドーパミン(dopamine)はいずれも神経伝達物質として働く。

○ タウリンの合成　---略---

○グルタチオンの合成

グルタチオン(glutathione,GSH)は、（　　　　　）、（　　　　　）、（　　　　　）の3つのアミノ酸からなるペプチドである。

※還元型グルタチオン(GSH)は、グルタチオンペルオキシダーゼ(glutathione peroxidase)の作用で、過酸化水素や脂質過酸化物と反応して、それらを除去することで、（　　）を示す。

○一酸化窒素の合成

一酸化窒素(nitric oxide,NO)はアルギニンを原料として合成される。

E. アミノ酸からの他のアミノ酸の合成
アミノ酸以外のものが原料となって、アミノ酸が作られる例

1. グルタミン酸+（　　　　　　）⟶ α-ケトグルタル酸+（　　　　　　）
　　　　　　　アラニンアミノ基転移酵素

2. グルタミン酸+（　　　　　　）⟶ α-ケトグルタル酸+（　　　　　　）
　　　　　　　アスパラギン酸アミノ基転移酵素

○ グリシンとセリン相互変換　---略---
○ グルタミン・アスパラギンの合成

1. グルタミン(glutamine)
　　グルタミン酸+NH_3+ATP ⟶ グルタミン+ADP+H_3PO_4
　　　　　　　グルタミン合成酵素

2. アスパラギン(asparagine)
○ グルタミン酸の合成---略---
○ システインの合成とメチオニンの再生
　（　　　　　）と（　　　　　）から（　　　　　　）が作られる。
（　　　　　）のメチル化(メチル基(-CH_3)がつくこと)によって(　　　　　　)が再生される。
○ チロシンの合成
フェニルケトン尿症----フェニルアラニンヒドロキシラーゼの欠損でチロシンが形成されず、高フェニルアラニン血症となり、フェニルピルビン酸（フェニルケトン）を尿中に排泄するようになる。

第14章　遺伝情報（核酸）

＜遺伝情報とは＞
○DNAと遺伝子
DNA分子上にある遺伝子(gene)が親から子へ伝わることを遺伝(inheritance)という。
※ヒトの遺伝子の総数は約2200個と考えられている。
※メンデルの遺伝の法則
　（　　　　　　　）---雑種第1代では優性の物のみが発現する。
　（　　　　　　　）---1つの形質を支配するエレメントは混り合うことはない。
　（　　　　　　　）---2つ以上の形質はそれぞれ独立に伝えられる。
　1. ヒトの細胞では、（　）と（　　　　　）にDNAがある。
　2. 1つの個体は同じDNAを持つ細胞からできている。
　3. DNA中の遺伝子に相当する部分は、DNA全体の数％でしかない。他の部分は、遺伝子発現(gene expression)の調節にかかわっているのではないかと考えられる。
※ミトコンドリアDNAは、ミトコンドリア内のタンパク質のうち、十数種のタンパク質にかかわる遺伝子を含んでいるにすぎない。

○染色体とゲノム
1. DNAは、通常タンパク質と複合体、（　　　　　　　,nucleohistone）を形成し、（　　　　　,chromatin）として存在する。
※細胞分裂の際には染色体（chromosome）となる。
※（　　　　）は、（　　　　　）44本,22対と、（　　　　　）2本,1対合計46本,23対の染色体を持つ。
　（　　　、精子および卵子は、常染色体22本と性染色体1本、合計23本の染色体を持つ。

2. 1組の（　　　　　,genome）が1個体の遺伝情報全部を含んでいる。
　体細胞は2組のゲノムを、生殖細胞は1組のゲノムを持っていることになる。

---複製、転写、翻訳---
1.(　　　,replication）----細胞分裂に際して、親細胞の持つDNAと全く同じDNAが新たに作られる過程を言う。
2.(　　　,transcription）---遺伝子(gene)の塩基配列に基づいて、m-RNAが作られる過程を言う。
3.(　　　,translation）---m-RNAの塩基配列に基づいて、タンパク質が作られる過程を言う。

＜複製＞
〇原核生物と真核生物
1. (　　　　　　　　,procaryotic cell）は、一個の二本鎖環状DNAを持つ。
2. (　　　　　　　　,eucaryotic cell）は、複数個の二本鎖DNAを持つ。
※原核細胞と真核細胞のDNAの複製・転写・翻訳のしくみは基本的によく似ている。

I. DNAの複製とは
　　二本鎖DNAを元にして、それと同じ二本鎖DNAを2組作る事を複製(replication)という。
DNAポリメラーゼ(DNA polymerase)
　　核内DNAの複製------ DNAポリメラーゼα、δ、ε
　　ミトコンドリア内のDNAの複製------DNAポリメラーゼγ
　　DNAの修復-------DNAポリメラーゼβ
複製とは、二本鎖のDNAが少しずつほどけて、部分的に2本の一本鎖DNAとなり、それぞれを　(　　　,temprate）として、相補的な塩基が結合することによって、新しいDNAの鎖が形成されることである。

※A（アデニン）、T（チミン）、およびC（シトシン）とG（グアニン）の間で水素結合が形成されることによって、二重らせん構造が出来ている。

II. 複製の開始
複製機能を持つ最小単位を（　　　　　,replicon）という。
いくつものレプリコンが連結されてDNA全体が複製される。
※二重らせんをほどくために働く酵素は、(　　　　　　,helicase)とDNAトポイソメラーゼ(DNA topoisomerase)である。

III. DNA鎖の合成
〇リーディング鎖とラギング鎖
※DNA鎖の合成は5'末端→3'末端にしか進まない。

〇DNA断片の合成
リーディング鎖においてもラギング鎖においても、DNA鎖の合成に先立ち、10ヌクレオチド程度のRNA鎖、プライマーRNA(primer RNA)がまず、DNAポリメラーゼによって作られる。続いてDNAポリメラーゼδによってDNA合成が進んで行く。

○DNA鎖の完成
　　リボヌクレアーゼH(robonuclease H)によるプライマーRNAの除去
　　DNAポリメラーゼδによる除去部分のDNA合成
　　DNAリガーゼ(DNA ligase)によるラギング鎖の接続
※ラギング鎖とリーディング鎖の接続も同じようにして行われる。

IV. 複製とテロメア
真核生物の体細胞は20〜60回程、細胞分裂に伴う複製が行われると細胞死に至る。
　（　　　　,telomere）-----TTAGGGという塩基配列の繰り返し構造が細胞分裂ごとに短くなる。
※新生児細胞のテロメアは約5000塩基対存在している。
※生殖細胞にはテロメアを延長するテロメラーゼ(telomerase)が存在する。
※多くのがん細胞でもテロメラーゼが発現している。

<転写>
I. 転写のしくみ
○RNAポリメラーゼの働き
　　3種類のRNA(m-RNA,t-RNA,r-RNA)は、いずれも（　　　　　　　,RNA polymelase）によって作られる。
　　RNAポリメラーゼIは、核小体(nucleolus)にあって、r-RNAを合成
　　RNAポリメラーゼIIは、核質(nucleoplasm)にあって、m-RNAを合成
　　RNAポリメラーゼIIIは、核質(nucleoplasm)にあって、t-RNAとr-RNAを合成
RNAポリメラーゼは、二本鎖DNAのどちらか一方のアンチセンス鎖を鋳型にして、その塩基配列と相補的な塩基配列を持ったRNAを作る。
※ただし、DNA鎖のチミンのところは、RNAではウラシルに置き換えられる。

○転写の過程
RNA合成はRNAポリメラーゼが、（　　　　　　　,promoter region）に結合することによって開始される。

II. 転写因子
転写は
RNAポリメラーゼが転写因子(transcription factor)---転写基本因子(TATAボックスやCATボックスに結合)と、転写調節因子（調節エレメントに結合）---の影響を受けて調節される。
※その他には転写の活性を増強させるエンハンサー(enhancer)もある。

遺伝子にはタンパク質生成の遺伝情報となる部分、（　　　　　,exon）と、遺伝情報にならない部分（　　　　　　,intron）が交互に存在する。

III. 転写一次産物のプロセシング

転写によってまず生成するものを、転写一次産物(primary transcript)という。転写一次産物は、さまざまな（　　　　　　　　,processing）を受けて、機能を持つRNAになる。

※m-RNAの場合は、5'末端のキャップ構造や、3'末端のポリA鎖など、非翻訳領域(non-coding region)が付加されるとともに、(　　　　　splicing----イントロ部分の除去)によって、エクソン部分がつながった翻訳領域(coding region)が作られて、成熟したm-RNAとなる。

※m-RNAの両末端部分の非翻訳部分は、m-RNA分解酵素の作用を受けにくくする事で、m-RNAが長持ちするようになっている。

IV 遺伝情報の発現

遺伝情報の発現は、いくつもの段階で影響を受ける。

＜翻訳（タンパク質の合成）＞

I. 翻訳のしくみと遺伝暗号

m-RNAの持つ情報に従って、アミノ酸がt-RNAによって1個ずつ運ばれて、リボソーム上で結合する。

○t-RNAとアミノ酸

リボソームは、細胞質ゾル内とミトコンドリア内にある大小2つのサブユニットでできている。

1. 細胞質内リボソーム

大サブユニット-----3種類のr-RNAと49種類のタンパク質で構成されている。

小サブユニット-----1種類のr-RNAと33種類のタンパク質で構成されている。

2. t-RNAはアミノ酸を運ぶRNAである。75～90個のヌクレオチドからできている。

※真核生物では、20種類のアミノ酸に対応して、約60種のt-RNAがある。

3. アミノ酸はt-RNAに共有結合して運ばれる。

アミノ酸→アミノアシルAMP→アミノアシルt-RNA

※すべてのt-RNAの3'末端部分から3つのヌクレオチドの塩基は必ずACCとなっている。

○遺伝暗号

m-RNAの連続する（　　　　　　　　）が1つのアミノ酸に対する情報になっている。3つの塩基の組み合わせからなる遺伝情報を（　　　　　,codon）という。

遺伝暗号は全生物に共通である。

※AUG---（　　　　　　　　　　,initiation codon）-----タンパク質合成を開始させる暗号で、メチオニンに対するコドンでもある。

※UAA,UAG,UGA---（　　　　　　　　　, termination codon）---タンパク質合成終了の暗号である。

II. 翻訳のプロセス

○開始段階---（　　　　　　　, initiation factor,eIF）が関与する。
　m-RNAの開始コドンの部分に、Met-t-RNAに結合する。

○延長段階---（　　　　　　　,elongation factor,eEF）が関与する。

○終結段階---（　　　　　　　,releasing factor,eRF）が関与する。

　60Sリボソームには A部位（アミノアシル t-RNA が結合する部位）と、P部位（ペプチド鎖をつなげた形の t-RNA が結合している部位）があり、A部位に停止コドンが来たとき、アミノ酸の結合が終了し、ペプチジル t-RNA はリボソームから離れる。次いでペプチドと t-RNA とに加水分解される。

＜翻訳後のタンパク質のプロセシングと細胞内移行＞

I. 翻訳後のプロセシング

○ペプチド結合の切断

　すべてのタンパク質の合成は、（　　　　　　　）から始まる。

1. メチオニンンの除去
2. ペプチドホルモン、消化酵素、アルブミンなどのような分泌タンパク質の合成の場合は、あらかじめシグナルペプチド（約20個のアミノ酸からなる）が作られ、小胞体内で除去される。
3. プロテアーゼは、酵素前駆体（　　　　　　　,zymogen）として分泌され、ペプチドの一部が除去されることで、活性型の酵素になる。

※ペプチド結合の切断は、それぞれに特異的なエンドペプチダーゼやエキソペプチダーゼによって行われる。

○アミノ酸側鎖の修飾

I. アミノ酸側鎖への糖鎖の結合

　膜タンパク質や分泌タンパク質には糖タンパク質が多い。

　N末端アミノ酸に遊離のアミノ基を持っていないもの---アミノ基にホルミル基(-CHO)やアセチル基(-COCH3)などが結合したもの

II. タンパク質の細胞内移行
　1. ミトコンドリアDNAは、電子伝達系の構成に関与する13種類のタンパク質（ミトコンドリアの全タンパク質の約1%）を作っているにすぎない。
　2. タンパク質の移行のしくみは行き先ごとに異なっている。

＜DNAの損傷と修復＞
DNAはさまざまな原因によって絶えず損傷を受けている。
○DNA損傷
　1. 塩基損傷---脱プリン、脱アミノ、シトシンからチミンへなど
　2. 塩基損傷---ピリミジン二量体の形成など

○DNA修復
DNA修復をDNArepairという。
　1. 塩基除去修復---異常塩基をDNAグリコシラーゼによって取り除くのに続いて、
　　APエンドヌクレアーゼによって、リボースとリン酸部分が取り除かれる。
　　修復DNAポリメラーゼとDNAリガーゼによって修復される。
　2. ヌクレオチド除去修復---ピリミジン二量体に対して行われる。
　　DNAリガーゼによるポリヌクレオチド断片の除去が行われ、DNAポリメラーゼと
　　Dリガーゼによって修復される。
　3. 光回復---ピリミジン二量体の塩基間の共有結合が切断される。
※がん遺伝子とがん抑制遺伝子
　がん遺伝子の発生を抑制する遺伝子=がん抑制遺伝子(tumor suppressor gene)に突然変異が起こった場合も細胞のがん化が起こる。

第15章　ポルフィリン代謝

A. ポルフィリンとは
○ヘモグロビン(hemoglobin)
ヘモグロビンAは、（　　　　　　,globin）という、ポリペプチド鎖が4本（α鎖2本、β鎖2本）集まってできているタンパク質で、各ペプチド鎖に1個ずつヘム（heme）が結合している。
※グロビンタンパク質のα鎖の遺伝子は第16番の染色体に、β鎖の遺伝子は第11番染色体上にある。
※β鎖の6番目のアミノ酸であるグルタミン酸がバリンに変わることで、ヘモグロビンの構造が変化し、正常に機能できないだけでなく、赤血球の形も変えてしまう。
　→（　　　　　　　）---赤血球の分解が早まる溶血性貧血である。

○ポルフィリンとヘム
1, ポルフィリンとは4つのピロール(pyrol)が4つのメチン橋(-CH=)で繋がれて大きな環状となった化合物ポルフィン（porphin）にさまざまな側鎖がついたものである。
2. 生体内の最も代表的なポルフィリンは、（　　　　　　　　,protoporphyrin IX）であり、プロトポルフィリンIXに2価鉄Fe^{2+}の結合したものを、（　　　　　　　　,protoheme）という。
4. ヘム(heme)は、ポルフィリンに1個のFe^{2+}が結合したもので、Fe^{2+}に1分子の酸素が結合できるので、ヘモグロビン1分子には4分子の酸素が結合できる。
※ヘムタンパク質（heme protein）には、ヘモグロビン,ミオグロビン,カタラーゼ,ペルオキシダーゼ,P450,シトクロム b,シトクロム c,シトクロム a3 などがある。

B. ヘムの生合成
○ヘムの生合成は、とりわけ（　　　　）や（　　　　　）で盛んである。
○ヘムの生合成の反応
　　図省略

C. ヘムの分解
○生体内の鉄量
　生体内の鉄量約3gの内、その約60%はヘモグロビンのヘム鉄として存在している。
　貯蔵鉄（　　　　　,　　　　　）は約25%を占める。
○ヘムの分解反応
　　図省略

D.ビリルビンの代謝
〇脾臓で生成したビリルビンはアルブミンと結合して血中を移動し、肝臓へ
　肝細胞内で（　　　　　　　　）を受ける。
〇抱合型（直接）ビリルビン---グルクロン酸抱合を受けたもの
　ジアゾ試薬のみでは反応しない。

-補足-

　高ビリルビン血症、黄疸（(jaundice)
　(1)溶血性黄疸---血中間接ビリルビンの上昇、尿中ビリルビン（-）
　　※先天性黄疸として、常染色体劣性遺伝のCrigler-Najjar症候群
　　　（グルクロニルトランスフェラーゼの欠損）やGibbert病がある。
　(2)肝細胞性（実質性）黄疸---血中、間接ビリルビン、直接ビリルビンともに上昇
　　　　　　　　　　　　　　尿中ビリルビン上昇
　(3)閉塞性黄疸---血中、直接ビリルビン上昇，尿中ビリルビン（+）
　　　結石や腫瘍などで胆管が閉塞する事によって起こる。

第16章　演習問題　生化学問題集

I　序章・細胞の機能と構造

1. 生体の化合物を構成する主な元素と原子価数（記号：合手の数）

　　炭素（　　：　　）、酸素（　　：　　）、窒素（　　：　　）、水（　　：　　）

2. 炭素化合物の構造と性質

　・…何かの物質が液体に溶解している…

　　この時、溶けている物質を（　　　　）、物質を溶かし込む液体を（　　　　）と呼ぶ

　・（　　　　）分子：分子中の荷電が一様ではなく偏った分子

　・（　　　　）分子：分子中の荷電に偏りがなく均一である分子

　・（　　　　）性　：水に溶解する性質

　・（　　　　）性　：有機溶媒に溶解する性質

　・多くの化合物中に共通に存在し、一団としてある特有の性質を有する原子団を
（　　　）と呼び、（　　：　　）基、（　　：　　）基、（　　：　　）基などがある。

3. イオンとプロトン

　・陽イオン（　　　　）と陰イオン（　　　　）

　・プロトン：

4. 細胞の構造と機能

(1) 細胞膜：基本的には（　　　　）が二重層をなしており、そのほか（　　　　）、（　　　　）から成る。細胞膜は、（　　　　）であり物質の出入りは自由ではなく、主に細胞膜の（　　　　）を介して行う。

　・細胞内と外の物質輸送はエネルギーを必要としない（　　　　）とエネルギー（　　　　）を必要とする（　　　　）がある。

(2) 核：

(3) リボソーム：

(4) リソソーム：

(5) 小胞体：（　　　　）と（　　　　）がある

(6) ゴルジ体：

(7) ミトコンドリア：

Ⅱ　生体エネルギー・糖質

1. 生体にとってエネルギー：(　　　　　　　　　　　　　　　　　　　　)

2. ATP-ADP サイクルと食物

3. 糖質とは
   ① 単糖
   ・六単糖（　　　　　）、（　　　　　　）、（　　　　　　）、（　　　　　　）
   ・五炭糖（　　　　）など
   ② 二糖類
   ・マルトース＝（　　　　　）＋（　　　　　）　：（　　　　　）により分解
   ・スクロース＝（　　　　　）＋（　　　　　）　：（　　　　　）により分解
   ・ラクトース＝（　　　　　）＋（　　　　　）　：（　　　　　）により分解

   ③ 多糖類
   ・ホモ多糖　　：（　　　　　　）、（　　　　　　）、（　　　　　　）これらは
   （　　　　　）が重合したもの
   ・ヘテロ多糖　―――　ヒアルロン酸、ヘパリン、キチン、グルコマンナン

Ⅲ　糖質の代謝

1. 糖質代謝　：　グルコースから（　　　　　　）を産生する代謝

代謝の大まかな流れ　：

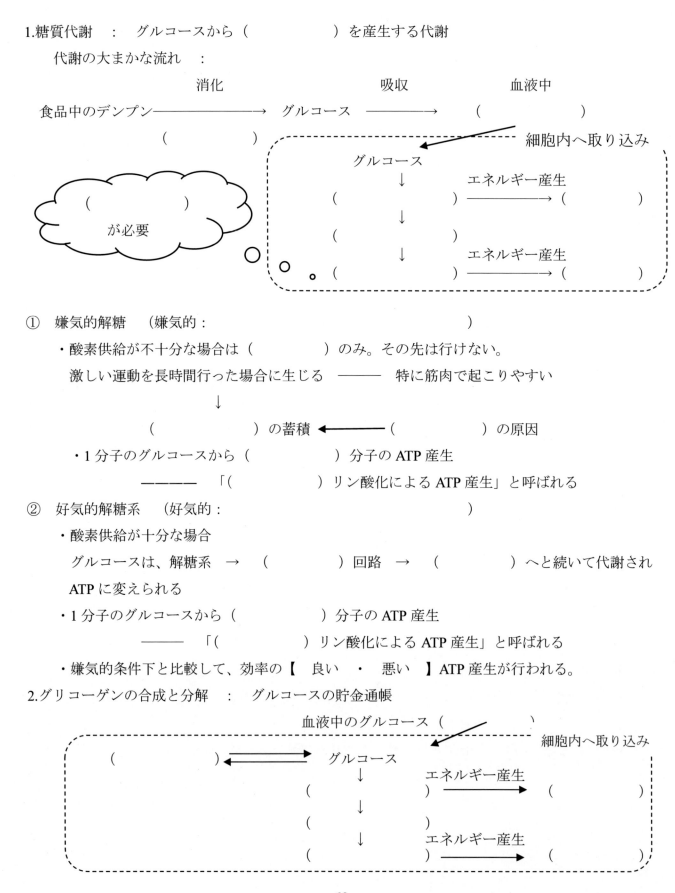

① 嫌気的解糖　（嫌気的：　　　　　　　　　　　　　　　）
　・酸素供給が不十分な場合は（　　　　　）のみ。その先は行けない。
　　　激しい運動を長時間行った場合に生じる　───　特に筋肉で起こりやすい
　　　　　　　　　↓
　　　　　　（　　　　　　）の蓄積 ←───（　　　　　　）の原因
　・1分子のグルコースから（　　　　）分子のATP産生
　　　─────「（　　　　）リン酸化によるATP産生」と呼ばれる

② 好気的解糖系　（好気的：　　　　　　　　　　　　　　　）
　・酸素供給が十分な場合
　　　グルコースは、解糖系 → （　　　　　）回路 → （　　　　　）へと続いて代謝され
　　ATPに変えられる
　・1分子のグルコースから（　　　　　）分子のATP産生
　　　───「（　　　　）リン酸化によるATP産生」と呼ばれる
　・嫌気的条件下と比較して、効率の【　良い　・　悪い　】ATP産生が行われる。

2. グリコーゲンの合成と分解　：　グルコースの貯金通帳

①グリコーゲンの合成
　食事による余剰グルコースは、主に（　　　）と（　　　　）に積極的に取り込まれ、グルコースのポリマーである（　　　　）として一時的に貯蔵される。
　　　　　　　　　　　　　　↑
　　　　　　　食後の血糖値があまり上昇しないわけ

②グリコーゲンの分解
・肝臓におけるグリコーゲンの分解
　血糖値がだんだん下がってくると肝グリコーゲンは再び（　　　　）に分解され、血液中に放出される。これは他組織へのエネルギー供給のため。
　　　　↓
　特に（　　　　）にとって重要！　　低血糖は（　　　　）の低下を即招く
・筋肉におけるグリコーゲンの分解
　血糖値がだんだん下がってくると分解されるがグルコースに分解されることは無い。
　グリコーゲンは分解されたらそのまま筋肉のエネルギー供給に使われる

3.グリコーゲンの合成と分解の調節　：　ホルモンによって調整されている
　・（　　　　）→　グリコーゲン合成を促進　　　（　　　　　　）
　・（　　，　　　）→　グリコーゲン分解を促進　　は一定に保たれる。

4.糖新生　：　グリコーゲンが枯渇した後は、主に（　　　　）からグルコースを作って血液中に供給。主に（　　　　）で行われる。

5.以上、グリコーゲン代謝や糖新生の意義は…（　　　　　　）をいつも一定量維持するため
　　→　その理由は‥

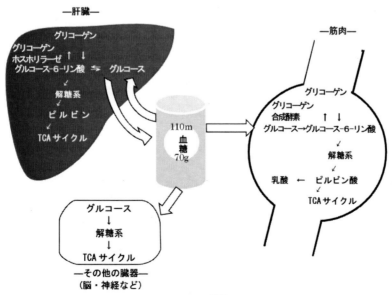

Ⅳ 脂質の代謝

1. エネルギー供給が十分にされているとき、余剰な糖質は中性脂肪（　　　　　　）に変えられて蓄えられる。

```
                    血液中のグルコース（　　　　　）
                                      ↘ 細胞内へ取り込み
    （　　　　　）⇄ グルコース
                      ↓           エネルギー産生
                 （　　　　　）─────→（　　　　　）
    （　　　　　）↓⇄
                 （　　　　　）
                      ↓           エネルギー産生
                 （　　　　　）─────→（　　　　　）
```

①脂肪酸の合成
　・原料は解糖系からＴＣＡ回路への中間物質である（　　　　　）。
　　炭素が（　　　　　）個ずつ伸長されていく。

②グリセロールの供給
　・グリセロールも糖代謝から供給される。

③以上の過程で作られた（　　　　　）分子の脂肪酸と（　　　　　）分子のグリセロールが結合して（　　　　　）となり、脂肪組織中に蓄えられる。

≪中性脂肪の構造≫

2. エネルギー不足時には中性脂肪は分解されて使われる

①中性脂肪の遊離
　・エネルギー不足時にまず最初に使われるのは肝臓中の（　　　　　）で、次に使われるのが脂肪組織中の（　　　　　）

②脂肪酸の分解
　脂肪酸の分解過程は（　　　　　）とよばれ、細胞内の（　　　　　）で行われる。
　・まず脂肪酸を（　　　　　）を利用して細胞質からミトコンドリアに移し
　・次に（　　　　　）と呼ばれる代謝経路で脂肪酸を分解する。
　　　この代謝が亢進すると一度に沢山の（　　　　　）が出てくる。
　　　　　　　　　　　　↑
　　　しかし一度に多くは処理できないので（　　　　　）生成に回される。

- ケトン体の生成経路

    アセチルCoA　→　アセトアセチルCoA　→　HMG-CoA
    　　　　　　　　　　　　　　　　　　　　　　↓
    　　　　　　　　　　　　　　　　　　　（　　　　　）
    　　　　　　　　　　　　　　　　　　　↓　　　　↓
    　　　　　　　　　　　　　　　　（　　　　）（　　　　　）

- 血中ケトン体濃度が上昇した状態を（　　　　　）といい、体液が（　　）性に傾く。
  ケトン体が原因でアシドーシスになった場合を（　　　　　）という。
  ケトン体の生成の亢進は、飢餓時や（　　　　　）時において起こる。

- グルコース1分子からのATP産生　→　（　　　　　）ATP
  パルミチン酸1分子からのATP産生　→　（　　　　　）ATP

3.コレステロール代謝

①コレステロールの生合成　：　原料は（　　　　　）

　　　　　　　　　　　　　　　　　　　　　　　HMG-CoA還元酵素
    アセチルCoA　→　アセトアセチルCoA　→　HMG-CoA ―――→（　　　　　　）
    　　　　　　　　　　　　　　　　　　　　　　　　　　　　　↓
    　　　　　　　　　　　　　　　　　　　　　　　　　　　コレステロール

- 食事由来よりも生体内で合成されるほうが（　多い　・　少ない　）
- HMG-CoA還元酵素はコレステロール合成の（　　　　　）酵素であり、この酵素の阻害剤が高コレステロール治療薬として使われている。

②コレステロールの利用
- ほとんどが（　　　　　　　　　）として利用される
  作用　：

- （　　　　　）ホルモンの原料
- ビタミン（　　　　　）の原料

Ⅳ　脂質の代謝-2

― リポタンパクの代謝 ―

1. リポタンパクって何者？

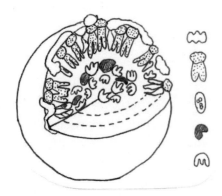

2. リポタンパクの種類

　　CM

　　VLDL

　　LDL

　　HDL

3. リポタンパクの代謝と役割

　　CM

　　VLDL

　　LDL

　　HDL

Ⅴ アミノ酸・タンパク質

1. アミノ酸の基本構造

$$NH_2-\underset{H}{\overset{R}{C}}-COOH$$

・ほかの栄養素（　　　．　　　　）と違い、（　　　　）を持つことが特徴
・【R】の部分の違いにより20種類存在する。
・タンパク質とは、その20種類の（　　　　）がたくさん連結して鎖となり、更に折り畳まれて立体構造をとったもの。
・20種類のアミノ酸は生体内で合成できるものとできないものがある。
　生体内で合成できないアミノ酸は（　　　　）と呼ばれる。

2. タンパク質の構造

タンパク質とは、（　　　　）の鎖が、折れ畳まれ立体的な構造をとったもの。表現として以下の用語が使われる。

① 20種の（　　　　）がつながり、直鎖になった構造……（　　　　）構造

　　・（強い・弱い）結合からなる構造

② 直線の鎖では長くなりすぎなのでコイル状（　　　　）や
　　折り畳み状（　　　　）となりコンパクトになった構造……（　　　　）構造
③ それが更に立体的に折れ畳まれた三次元的な構造　　……（　　　　）構造
④ （　　　　）構造をとったタンパクが幾つか集まった構造…（　　　　）構造

　　・これらをまとめて（　　　　）構造
　　・（強い・弱い）結合からなる構造

3. タンパク質の変性とは

　（　　　　）が壊れた状態で、（　　　　）や（　　　　）により容易に起こる。
　すなわち（　　　　）構造が崩れた状態で、タンパクとしての機能は果たさなくなる。

4. タンパク質の種類と機能

タンパクは、ヒトではおよそ<u>2万数千種類</u>あり様々な機能を発揮

例）　構造をつくる　　　（　　　　　　　　　　　　　　）
　　　物質の運搬を行う　（　　　　　　　　　　　　　　）
　　　化学反応を触媒する（　　　　　　　　　　　　　　）
　　　免疫を担う　　　　（　　　　　　　　　　　　　　）など

VI タンパク質の代謝

1. タンパク質代謝の概要

　　　　　　　　　　　　血液中のグルコース（　　　　　　）

　　　　　　　　　　　　　　　　　　　　　↓ 細胞内へ取り込み

```
        タンパク質
     合成 ↑ ↓ 分解              グルコース
         アミノ酸                 ↓ ↑ 糖新生
            Ⓡ                  （　　　　）
            |                    ↓ ↑
    NH₂ ― C ― COOH  →        （　　　　）
            |                    ↓      エネルギー産生
            H                 （　　　　）――→（　　　　）
            ↓
   （　　　　）で（　　　　）に変えられて腎より排泄
    *遊離したら（　　　　）。これが増えたらキケン！
```

2. 最終的にはエネルギー源として利用されるが、全てが利用できるわけではない

　利用できない部分の対処
　　・アミノ基が遊離すると（　　　　　　）。これは生体にとって毒！
　　　よってこれを肝の（　　　　）サイクルによって無毒な（　　　　）に変えて尿中に排泄する
　　・（　　　　　）などで尿素サイクルが廻らない →（　　　　）血症→（　　　　　）
　　　　　　　　　　　　　　　　　　　　　　　　　このような場合を（　　　　　　）という

　炭素骨格部分はエネルギー源として利用される
　　・（　　　　　　）以外の炭素骨格部分はTCAサイクルに入り直接エネルギーとなったり
　　　グルコースに変えられて利用される

3. アミノ酸のタンパク質以外の使われ方
　　・核酸の構成部分　…（　　　　　）塩基、（　　　　　　）塩基の原料
　　・クレアチンの原料　…（　　　　　）でエネルギー代謝に関わる
　　・ヘムの原料　…（　　　　　）で酸素の運搬に関わる
　　・生理活性アミンの原料　…（　　　　）（　　　　）（　　　　　）など
　　　・ホルモンの原料　…（　　　　）（　　　　）（　　　　　）など

VII 酵素

1. 酵素とは
   生体の中で起こる化学反応の（　　　　　）として働く（　　　　　）である

2. 酵素反応の特性
   化学反応1つ1つはそれぞれ違った酵素が働く　→酵素は（　　　　　）を持つ
   →　ある酵素が欠損すると…
   　　　アセトアルデヒド脱水素酵素2の欠損は（　　　　　）
   　　　乳糖分解酵素の欠損は（　　　　　）

3. 臨床への応用

①酵素の働きを妨害する薬剤による治療に利用

　（　　　　　）：細菌の細胞壁の成分の合成を阻害
   　　　→　細菌の増殖を抑える　→（　　　　　）の治療

　（　　　　　）：コレステロール合成を阻害
   　　　→　血中コレステロールの上昇を抑える　→（　　　　　）の治療と予防

　（　　　　　）：核酸合成を阻害
   　　　→　細胞の増殖を抑える　→（　　　　　）の治療

　（　　　　　）：尿酸合成を阻害
   　　　→　血中尿酸の上昇を抑える　→（　　　　　）の治療

②血中に逸脱した酵素を測定して診断に利用
   臨床検査項目として
   　（　　　　　）…肝疾患、信金疾患、骨格筋疾患
   　（　　　　　）…肝疾患
   　（　　　　　）…心筋梗塞
   　（　　　　　）…膵炎
   　（　　　　　）…肝・胆道系疾患、骨疾患
   　（　　　　　）…アルコール習慣、アルコール性肝障害

4. 日用品への利用
   　洗濯洗剤への利用…（　　　　　）や（　　　　　）の添加

5. 犯罪への悪用
   　（　　　　　）…神経伝達物質の分解を阻害
   　　　　　縮瞳　→　呼吸障害　→　徐脈　→　痙攣　→　死亡

Ⅷ　ビタミン

1. ビタミンとは

　五大栄養素の１つ。基本的に生体内で合成されない。微量だが重要な生理作用を持つ物質

　水に対する溶解性により（　　　　）性ビタミンと（　　　　）性ビタミンに分けられる

2. ビタミンの種類

　<u>脂溶性ビタミン</u>：（　　　　、　　　　、　　　　）

　　　→　水に（　溶ける　・　溶けない　）

　・ビタミンＡ（　　　　　）

　　前駆体である（　　　　）は（　　　　）作用あり。これが２つに切断されて

　　２分子のビタミンＡとなる。

　・ビタミンＤ（　　　　　）

　　一部生体内でも（　　　）から合成される。（　　　　）により活性型に変わる。

　・ビタミンＥ（　　　　　）

　　（　　　　）作用がある。

　　　<u>~生体の酸化障害について~</u>

　　　　酸素を必要とする生物は（　　　　）あるいは（　　　　）と呼ばれる物質を必然的に体内

　　　で生じる。このままでは生体内で種々の悪影響を及ぼし細胞障害に至るが、我々は同時に

　　　　（　　　、　　　、　　　、　　　、　　　）などの消去系を持ち合わせ

　　　ており通常は障害に至らない。しかし、消去系が弱まった時なんらかの障害が発生する。

　・ビタミンＫ（　　　　　）

　　（　　　　）の合成に関与　→　不足により（　　　　）傾向

　<u>水溶性ビタミン</u>：（　　、　　、　　、　　、　　、　　、　　、　　）

　　　→　水に（　溶ける　・　溶けない　）

　　　　多くは酵素の（　　　　）となって働く

　・ビタミンＢ1（　　　　　）：エネルギー代謝に関与。欠乏症は（　　　　）

　・ビタミンＢ2（　　　　　）：エネルギー代謝に関与。欠乏症は（　　　　）

　・ビタミンＢ6（　　　　　）：アミノ酸の代謝に関与。

　・ビタミンＢ12：造血に関与。欠乏症は（　　　　）

　・葉酸：造血に関与。欠乏症は（　　　　）

　・ビタミンＣ（　　　　）：結合組織の（　　　　）の生成に関与。

　　欠乏症は（　　　　）。（　　　　）作用を有する。

　・ナイアシン（　　　　）：必須アミノ酸の（　　　　）から合成される。

　　（　　　　）となりエネルギー代謝に関与。欠乏症は（　　　　）

IX ポルフィリン代謝

1. ヘムおよびヘモグロビンの代謝

```
    (       ) + (       )                        ↓
         ↓                                      寿命
      (       )                                  ↓ →  グロビン（再利用）
         ↓                                    (       )
      (       )                                  ↓ →  鉄（再利用）
         ↓ ←                              ポルフィリン
      (       )                                  ↓
         ↓ ←                              (       )
      ヘモグロビン                              ↓
         ↓                                 (       )
      赤血球内へ〔(       )を組織に運搬〕
         ↓
```

2. ビリルビンの代謝

　ビリルビンは水に不溶性なので溶けやすい形に変えて排出しなければならない。

```
      ビリルビン
         ↓ ← (       )
      (       )
         ↓
      肝臓へ
         ↓ ← (       )
      (       )
         ↓
      (       )から(       )として腸管に排泄
```

　排泄されたビリルビンは（　　　　）を経て（　　　　）となり便中へ（便の色）

3. 高ビリルビン血症

　血液中のビリルビンが高値になると（　　　　）を生じる。
　・間接ビリルビンが増加する疾患 … （　　　　）
　　　　　　　　　　　　　　　　　　（　　　　）← 新生児で一過性に増加したもの
　・直接ビリルビンが増加する疾患 … （　　　　）（　　　　）

X 核酸・遺伝情報

核酸とは・・・（　　　　　　　）

  1.DNA…（　　　　　）生合成の設計図

    構造：（　　　　　）が重合したもの。すなわち（　　　　　）が２本でらせん状に
        なっている（　　　　　）構造をとっている。

        五炭糖————（　　　　　）
        リン酸　　　　　　　　　　　　　　（　　　　　）
        塩基————　４種類（　　）（　　）（　　）（　　）

  2.RNA…　タンパクを合成する際に必要な遺伝情報を持つもの。３種類ある。

    構造：（　　　　　）が重合したもの。すなわち（　　　　　）

        五炭糖————（　　　　　）
        リン酸　　　　　　　　　　　　　　（　　　　　）
        塩基————　４種類（　　）（　　）（　　）（　　）

（ⅰ）　m-RNA　　（　　　　　）RNA

（ⅱ）　r-RNA　　（　　　　　）RNA

（ⅲ）　t-RNA　　（　　　　　）RNA

核酸の合成

・（　　　　　）経路

   主に（　　　　　）が原料になり、ビタミンの（　　　　、　　　　　）の作用も
  得てヌクレオチドが合成される。

・（　　　　　）経路

   （　　　　　）を再利用して核酸を合成する経路

核酸の分解

・塩基の中で（　　　　　）ヌクレオチドである（　　　　　）や（　　　　　）の
 最終分解物は（　　　　　）であり水に難溶性。この血中濃度上昇は（　　　　　）を
 引き起こす。

遺伝情報とその発現

1. DNA の複製

DNA は4種類の塩基（　　；　　　　）（　　；　　　　）（　　；　　　　）（　　；　　　　）を持つヌクレオチドの鎖が相補的な（　）と（　）、（　）と（　）の組み合わせで 水素結合により結合した2本のヌクレオチド鎖が（　　　　　）構造をしている。1つのヌクレオチドは（　　　　　）、（　　　　　）、塩基からなる。

① （　　　　　）によってDNA鎖をほどく

② 解離によるDNAらせん構造のゆがみを（　　　　　）で直す

③ （　　　　　）を起点として（　　）→（　　）方向に、DNA合成酵素である（　　　　　）によって新たにヌクレオチドを繋げていく。

この時、DNAの合成方向と一致する（　　　　　）鎖は問題なく連続して伸張するが、逆方向では（　　　　　）鎖と呼ばれる不連続な短いDNA鎖がたくさんできる事となる。この不連続鎖は（　　　　　）によって後で接着されてDNAの複製は完成する。

2. タンパク質の合成

タンパク質合成の流れ

細胞内の（　　　　　）にあるDNAから遺伝情報をRNAへ写し取る… （　　　　　）

写し取ったRNAの情報を基に（　　　　　）を合成する… （　　　　　）

  DNA ─────→ RNA ─────→ タンパク質
    （　　　　）　（　　　　　）

ⅰ）転写 ───DNAからRNAに遺伝情報（　　　　　）をコピーする

DNAの塩基の相補関係は　G→（　　）、C→（　　）、T→（　　）、A→（　　）

RNAに写しとるときには　G→（　　）、C→（　　）、T→（　　）、A→（　　）

DNA2本鎖のうち（　　　　　）鎖を鋳型として転写する

  5'… ATG CTA ATC GGA …3' センス鎖
  3'… TAC GAT TAG CCT …5' アンチセンス鎖
     ↓ 転写
  5'…（　　　　　　　　　）…3'　RNA

転写を触媒するのは（　　　　　）で、この酵素がDNA上の（　　　　　）と呼ばれる特有の塩基配列を認識することで転写が開始される。写し取られたものには、たんぱく質の設計図、すなわち（　　　　　）の配列順序が書いてあるが、全てが必要な情報ばかりではない。必要な部分は（　　　　　）、不必要な部分は（　　　　　）と呼ばれる。転写した後で不必要な部分は切り出されて破棄される。この過程は（　　　　　）と呼ばれる。

プロモータ領域の皿に上流には、転写を増強する（　　　　　）や、調節エレメントが存在する。ここに（　　　　　）と呼ばれるタンパクが結合して転写を調節している。

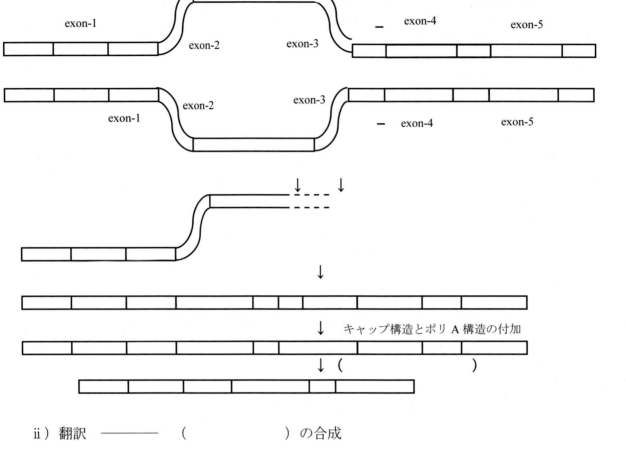

ii）翻訳 ──── （　　　　　　）の合成

「転写」で完成した m-RNA（　　　　　）は核外に出たのち、タンパク合成の場である（　　　　　）と結合する。ここでアミノ酸の暗号（1つのアミノ酸は（　）つの塩基配列の組み合わせによって表され、（　　　）と呼ばれる）が解読され、その順番にアミノ酸がつなげられてポリペプチド鎖となっていく。この時、（　　　）がアミノ酸を運搬する役割をする。

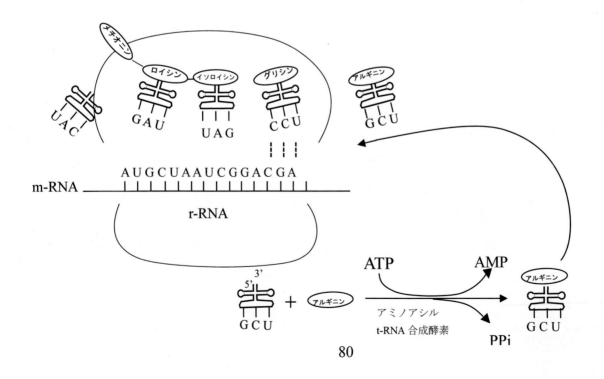

ⅲ）タンパクの修飾
　　多くのタンパクが持つ（　　　　）鎖の付加は、主に（　　　　　）で行われる。
　　分子の折りたたみには（　　　　　）が関与してタンパクの高次構造が完成する。

2.遺伝子の情報　　DNA の塩基が変異を起こすと・・・
　　（　　　　　　）変異　…　塩基配列の変化によりアミノ酸が置き換わること
　　（　　　　　　）変異　…　アミノ酸のコードが終始コドンに変化すること
　　（　　　　　　）変異　…　塩基の1つ欠損または挿入によって、それ以降のアミノ酸配列が
　　変わってしまう。終始コドンも変わる。

　　多くの先天性代謝異常症は、DNA の変異により産物である（　　　　　　　）に異常がありそれ
によって細胞や組織に異常をきたす。
　　（　　　　）（　　　　　）（　　　　　）（　　　　　　）等

XI. ホルモン

1. ホルモンの種類

化学構造から分類すると
- アミノ酸およびアミノ酸の誘導体：
- ペプチドホルモン：
- ステロイドホルモン ：

ホルモンの作用機序
- 水溶性ホルモン… 標的細胞の（　　　　　）の受容体に結合
- 脂溶性ホルモン… 標的細胞の（　　　　　）の受容体に結合

ホルモンの調節
- 多くのホルモンは上位器官からの指令により調節されている

ex) 甲状腺ホルモン

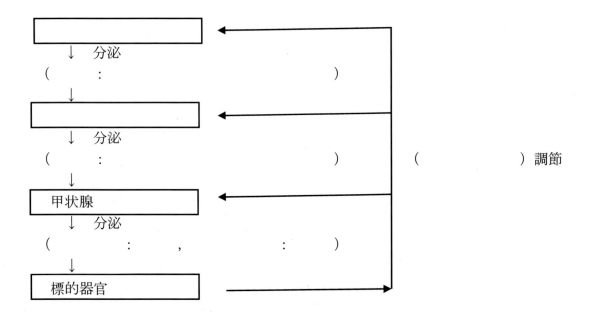

2.各論

1）視床下部ホルモン

2）下垂体ホルモン
・成長ホルモン
・抗利尿ホルモン

3）甲状腺ホルモン
・（　　　　　）（　　　　　）
・（　　　　　）…　血中（　　　　　）の調節（通常は甲状腺ホルモンに含まない）

4）副甲状腺ホルモン
　・（　　　　　）…

5）膵ホルモン
　・（　　　　　）…
　・（　　　　　）…

6）副腎皮質ホルモン
　・（　　　　　）…
　・（　　　　　）…

7）副腎髄質ホルモン
　・（　　　　　）…
　・（　　　　　）…

8）性腺ホルモン
　・（　　　　　）…
　・（　　　　　）…

生化学入門

2024 年 8 月 19 日　初版発行

著者　彭　徳子

発行所　株式会社　三恵社
　　　　〒462-0056 愛知県名古屋市北区中丸町 2-24-1
　　　　TEL 052-915-5211　FAX 052-915-5019
　　　　URL https://www.sankeisha.com

本書を無断で複写・複製することを禁じます。乱丁・落丁の場合はお取替えいたします。
©2024　Noriko Paeng　　　　ISBN 978-4-86693-989-6 C3045
表紙 構造式
Common lipids Imaps : © 2008 Eoin Fahy (Licensed under CC BY 3.0)
https://commons.wikimedia.org/wiki/File:Common_lipids_Imaps.png?uselang=ja
Sucrose structure formula : © 2007 Don A. Carlson (Licensed under CC BY 3.0)
https://commons.wikimedia.org/wiki/File:Sucrose-inkscape.svg?uselang=ja